运动+饮食+按摩

自我调养高血压

高志雄 / 主编　郭俊岗 / 审订

中国纺织出版社

前言

高血压是一种以体循环动脉压增高为主要特点的临床综合征，常伴有心、脑、肾和视网膜等器官功能性或器质性改变，是引发心脏病、脑卒中、肾脏病和糖尿病的重要危险因素。

我国高血压流行具有“三高”“三低”的特点，“三高”即发病率高、致残率高、死亡率高。据2008年统计，我国高血压患者已经超过2亿人，由高血压所导致的脑中风患者有600万左右，其中75%的人有不同程度的劳动力丧失，40%的人重度致残。全国每年由于高血压而导致的死亡人数高达200万。“三低”即知晓率低、治疗率低、控制率低。2007年的一项调查显示，我国15～69岁居民的高血压患病知晓率、治疗率、控制率分别为32.7％、27.5％和11.6％。2009年对92家三甲医院在心内科、肾内科、内分泌科门诊的5086例18岁及以上高血压患者进行流行病学调查显示，调查人群血压达标率（经治疗，血压控制在正常范围人群的比例）为30.6％，其中单纯高血压患者的达标率为45.9％，伴发冠心病、糖尿病及肾功能不全时达标率分别为31.3％、14.9％和13.2％。从

2013年6月开始，我国正在进行第五次高血压及相关疾病调查，基于2013年之前多项地区性调查结果，不少专家预测，我国高血压患病率可能已达到30%，根据《中国心血管病报告2011》，2004年天津15岁以上人群高血压患病率已达到31.57%；2007年黑龙江15岁以上人群患病率也达到30.48%。而《北京市2011健康白皮书》也显示，北京市常住居民高血压患病率达到33.8%。

面对我国高血压三高、三低的特点，需要我们从关心自己和家人的血压做起，了解高血压的一些相关知识，能够经常定期检测自己和家人的血压，以便及早发现，及早治疗。对于已经确诊的高血压患者，需了解高血压的危害性，坚持自己每日监测血压，坚持遵医嘱服用降压药物，同时配合其他一些食疗、运动、按摩等家庭疗法，这样才能有效控制血压，预防心、脑、肾等严重并发症，减轻家庭和社会的负担，也提高患者自己的生活质量！

编者

2014年6月

目录

第一章　了解高血压

第二章　避免危害，关注细节

目录

第三章　西医、中医如何降血压

第四章　全身血管动起来

第五章　会吃也能降血压

第六章　坚持按摩降血压

目录

第一章
了解高血压

近年来，高血压的发病率急速升高，据统计，目前我国高血压患者超过2亿人，每5个成年人中就有1个高血压患者，而且高血压再也不是之前人们所想的只有中老年人才发病，发病年龄趋于年轻化，很多30多岁的年轻人都加入了高血压的行列。高血压对全身的血管、心脏、肾脏、大脑、眼睛等部位有损伤，而且每年因为高血压死亡的人在所有疾病死亡率中占第一位，并且死亡率逐年升高。在因为高血压死亡的人中，死于脑出血的占41%，冠心病的占42%，心力衰竭的占28%，肾功能衰竭的占12%。

高血压主要是由不良的生活习惯导致，比如说，不运动、吃得过咸、抽烟、喝酒等。其中，吃盐多是我国高血压发病的主要因素。不过，更大的隐忧是人们对高血压的疏忽和缺乏认识。大约七成高血压患者不知道自己患病，只有1/4的高血压患者得到治疗，不到一成高血压患者的血压能够得到有效控制。因此，尽早发现和控制对于预防和治疗高血压非常重要，早期预防、稳定治疗以及健康的生活方式可以使75％的高血压及其并发症得到控制。

血压是怎么回事

血液流动产生了血压

血压是血液在血管内流动时作用于血管壁的压力，是推动血液在血管内流动的动力。由于血管分动脉、静脉和毛细血管，所以，也就有相应的动脉血压、静脉血压和毛细血管血压。通常我们所说的血压是指动脉血压。由于血压是作用于血管壁的压力，即压强，它的国际标准计量单位是帕（Pa），帕的单位较小，故血压常用千帕（kPa）表示。但传统习惯常以毫米汞柱（mmHg）为单位，1毫米汞柱 = 0.133千帕。

人体的循环系统包括心脏、血管和淋巴系统，它们之间相互连接，构成一个基本上封闭的“管道系统”。正常的心脏是一个强有力的肌肉器官，就像一个水泵，日夜不停地、有节律地搏动着。心脏一张一缩，使血液在循环系统内川流不息。血液在血管内流动时，无论心脏收缩或舒张，都会对血管壁产生一定的压力。心室收缩，血液从心室流入动脉，此时血液对动脉的压力最高，称为收缩压（SBP）。心室舒张，动脉血管弹性回缩，血液仍慢慢继续向前流动，但血压下降，此时的压力称为舒张压（DBP）。

要知道动脉血压的高低，我们不可能测全身每个部位的血压，因此会找一个有代表性的部位来测量，一般我们用血压计测上臂肱动脉的血压，也就是上臂血管的血压。正常的血压是血液循环流动的前提，血压在多种因素调节下保持正常，从而为各组织器官提供足够的血量，以维持正常的生理功能和新陈代谢。血压过低（低血压）、过高（高血压）都会造成严重后果，血压消失是死亡的前兆，这足以说明血压对我们来说，非常重要。

血压不停变化

我们的血压是变化的，一些生理、病理因素均会导致血压变化。例如，人在紧张的时候，血压会猛然上升；在激动的时候，血压也会上升；这些情况都是血压生理性的变化，属于正常的生理现象。在晕厥的时候，血压会降得很低；身体有剧烈疼痛的时候，血压也会降低，这些情况属于病理性的血压变化，一般消除病因血压即可恢复正常。除此之外，血压还会受到身高、年龄、体位等因素的影响，会处于不断的变化中。

血压变化有规律

排除我们以上所说的一些外界因素不说，人的血压在一天24小时内的波动是有规律的。根据临床实践所取得的经验以及24小时动态血压监测实验结果，无论是正常人，还是高血压患者，昼夜血压都呈“双峰一谷”的规律变化，这是因为我们的人体有生物钟，很多的生命活动在生物钟的指导下，呈周期性的变化，当然血压也不例外。在24小时内，血压的变化是有一定规律的，我们称这个变化为血压的昼夜节律性变化。健康人血压昼夜节律性变化呈“双峰一谷”，即上午8～9点、下午4～6点为高峰，凌晨2～3点为低谷。约70%的高血压患者也符合上述典型的血压波动规律；约25%的高血压患者，仅仅会出现下午一个血压高峰；约4%的高血压患者以上午出现血压高峰为主；另外大约1%的高血压患者仅表现为白昼血压升高或者白昼与夜间血压均升高。

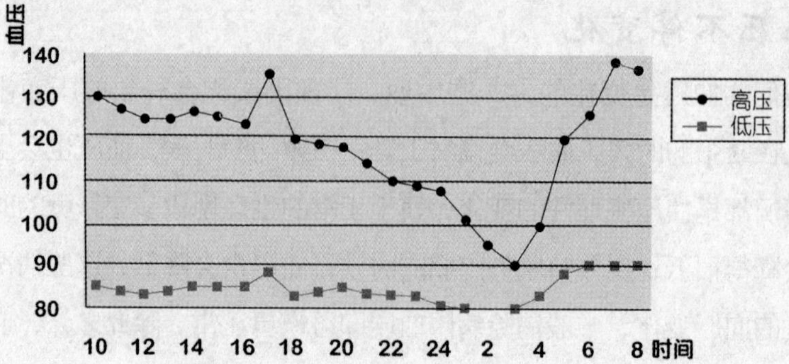

了解血压变化的规律，可以指导我们的用药，如对于上午出现血压高峰的高血压患者来说，我们可以在早上起床之后吃降压药，等到了8～9点，刚好药物起效了，这样可以避免血压的波动，对保护我们的心、脑、肾等器官均有好处。

高血压：都是生活习惯惹的祸

高血压是一种以动脉压升高为特征，可伴有心脏、血管、脑和肾脏等器官功能性或器质性改变的全身性疾病，有原发性高血压和继发性高血压之分。

吃得过咸伤血管

在造成高血压的众多因素中，吃盐多是很重要的一个因素。我国居民的每日盐摄入量普遍在10克以上，平均来说，北方地区比南方地区吃盐多，这也是导致我国高血压发病率高、并发症严重的原因。而世界卫生组织建议的每人每日盐摄入量应该不超过5克。

大家都知道，食盐的主要成分是氯化钠。钠离子和氯离子在细胞外液中浓底高，钾离子在细胞内液中浓度高，正常情况下处于平衡状态。钠离子和氯离子增多时，会导致渗透压改变，引起细胞外液增多、水钠潴留、细胞间液和血容量增加，同时回心血量、心室充盈量和心输出量增加，最终导致血压升高。细胞外液中钠离子增多，细胞内外钠离子浓度梯度加大，则细胞内钠离子也增多，随之出现细胞肿胀，小动脉壁平滑肌细胞肿胀后，一方面可使管腔狭窄，外周阻力加大；另一方面使小动脉壁对血液中缩血管物质（如肾上腺素、去甲肾上腺素、血管紧张素）的反应性增加，引起小动脉痉挛，使全身各处细小动脉阻力增加，血压升高。许多关于盐与高血压关系的资料均表明，盐的摄入量与高血压呈正相关，即摄入食盐量越多，血压水平越高。

抽烟喝酒危害大

抽烟、喝酒这两种不良生活习惯都会导致高血压。

有研究证明，吸一支烟后心率每分钟增加5～20次，收缩压增高10～25毫米汞柱。在未治疗的高血压病患者中，吸烟者24小时的收缩压和舒张压均高于不吸烟者，尤其是夜间血压明显高于不吸烟者，而夜间血压升高与左心室肥厚直接相关，也就是说吸烟会引起血压升高

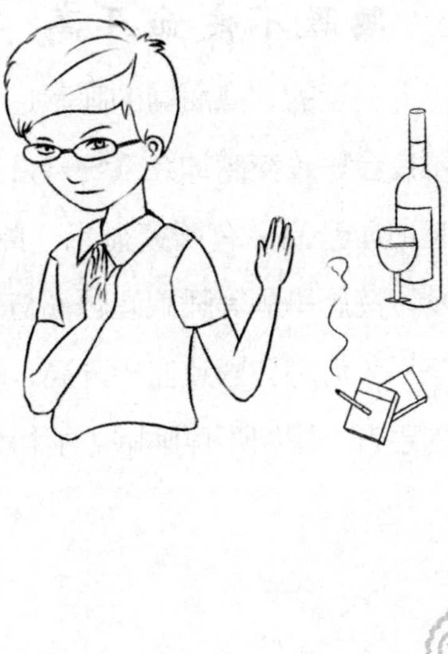

且会导致心脏器质性病变。香烟含有多种有害的化学成分，其烟雾中就含有30多种对人体有害的物质，其中尼古丁、烟焦油、一氧化碳、丙烯醛等危害较大。烟草中的尼古丁会直接作用于循环系统，使心跳加快，血管收缩，血压升高；刺激交感神经系统，释放儿茶酚胺，同样会导致心率加快，血压升高。如果循环系统长期浸淫在烟草的"芳香"之中，可引起小动脉的持续收缩，小动脉壁的平滑肌变性，血管内膜渐渐增厚，引发动脉粥样硬化，导致血压升高。就循环系统而言，吸烟不仅会引起高血压，还可使冠心病和猝死等心血管事件的危险性增加1倍以上。这是因为吸烟者血液中一氧化碳血红蛋白含量增多，血液含氧量下降，使动脉内膜缺氧，动脉壁内脂质沉积增加，加速了动脉粥样硬化的形成。不仅如此，对于吸烟者周围那些吸"二手烟"的人而言，他们的血压以及心血管系统受到的危害丝毫不亚于吸烟者。

长期大量饮酒可使血压升高，这也是高血压的危险因素之一。国内的一项研究表明，当每日酒精摄入量大于等于20克，随着酒精摄入量的增加，收缩压和舒张压均有升高的趋势，增加了患高血压的危险性，而每日酒精摄入量超过78克的人，高血压的发病率约为普通人的2倍。

睡眠不良血压高

充足的、高质量的睡眠是人维持正常生理功能的重要基础。长期睡眠不良会导致交感神经系统一直处于兴奋状态，激素分泌紊乱，间接性地引起血压升高。有研究显示，熬夜、入睡困难、半夜经常醒来、经常做噩梦、凌晨早醒等睡眠问题都与高血压有着密切的关系，这些不良的睡眠状态日久势必会导致血压升高，发展成高血压。另外，已经确诊为高血压病的患者，假如不良睡眠不能得到很好的改善，患心脑血管并发症的风险也会增加。

肥胖也是导火索

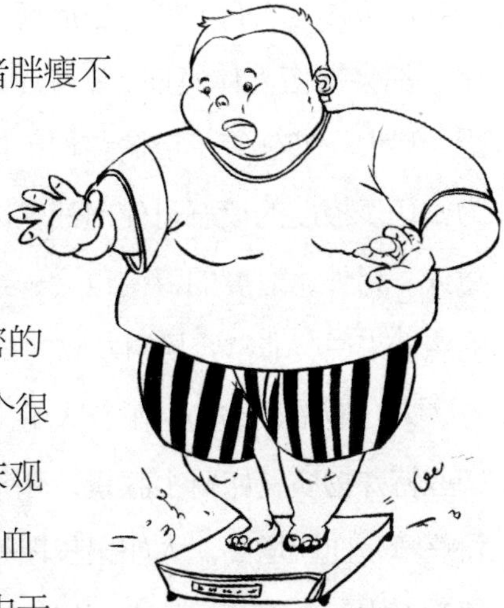

日常生活中，我们所见的高血压患者胖瘦不一，并不是仅限于胖人。虽然高血压患者中体瘦的大有人在，但肥胖者还是占了多数。事实证明，肥胖者更容易患上高血压，肥胖与高血压有着紧密的联系，可以说，肥胖是导致高血压的一个很重要的独立危险因素。现在已根据临床观察得出了一个不争的事实，肥胖者的高血压发生率明显高于体瘦者。调查表明，由于肥胖病人体内的脂肪组织大量堆积，使血液循环量相应地增加，亦使小动脉的外围阻力增加，心脏必须加强泵血，增加心搏出量，以保证外周组织的血液供应。由此导致的小动脉硬化及左心室肥厚，促使高血压发生，加上肥胖病人存在一定程度的水钠潴留，进一步增加了血液循环量，会加重高血压。肥胖是通过容量负荷、胰岛素抵抗、外周血管阻力变化，肾素-血管紧张素系统和心房利钠素的变化以及类固醇激素的差异等因素，在高血压的发生和加重过程中发挥重要的作用。

虽然肥胖容易导致高血压，但在调查中发现的确有不少肥胖者的血压很正常，这可能与他们本身的代偿能力有关。当然，代偿能力是有限的，一旦失代偿就会出现血压升高。

因此，控制体重是高血压防治有效的、必须采取的措施，肥胖者应该努力减肥，避免发展成为高血压；已经患了高血压的肥胖者，减肥后血压也易得到有效的控制。

紧张发怒爆血管

血压对于情绪的变化极为敏感，情绪的改变可以引起血压的变化。中医理论认为，人有七情，包括喜、怒、忧、思、悲、恐、惊。七情过度变化，都会损伤人体气血、脏腑，从而引发疾病。过度的愤怒、仇恨、焦虑、恐惧、抑郁等不良情绪均可使血压升高，尤其以愤怒与血压的关系最为密切。极度的愤怒可使血液上冲于脑部，血压增大，容易引发心脑血管意外。另外，过度的喜悦也会导致血压升高，对于高血压伴有脑血管疾病的患者来说，非常容易引发脑血管爆裂。

人在情绪波动的时候，大脑皮层和丘脑下部兴奋性增高，体内常产生一些特殊物质，如肾上腺素、儿茶酚胺、血管紧张素等，这些物质会使血管痉挛，血压增高。人如果长期处于不良情绪刺激（包括悲哀、愤怒、忧郁等）中，无疑会导致血压持续升高，导致高血压病的发生，另外，还会使某些生理、生化指标长期处于高水平状态，使某些器官所承担的负荷加重，甚至受损，最终导致器官衰竭，造成人体疾病的发生。

因此，一定要注重情绪的调控，健康人应该做到心态平和，不以物喜、不以己悲；高血压患者需要尽量避免情绪激动及过度紧张、焦虑，遇事要冷静、沉着，使自己的情绪平和，从而维持稳定的血压。

家族遗传

早在18世纪就有人观察到脑出血有家族性，并提出高血压病可能与遗传因素有关，多年来一直受到人们的广泛关注。通过对高血压与遗传关系的深入研究，尤其是近几年来对患者家庭、家族史、双胞胎、亲属血压的大样本系统的调查研究，医学专家得出结论认为，高血压病是一种遗传性缺陷，这种遗传性缺陷可能就是对应激的血管反应性收缩。高血压病异常遗传特性亦可能是多基因的，并对高血压的基因多肽性进行分析，结果发现，双亲是正常血压者，其子女患高血压的可能性为3%；双亲是高血压患者，其子女患病率高达45%；父母一方是高血压患者，其子女患病率是无高血压者的1.5倍；孪生子女中有一方患高血压，另一方也易患高血压；原发性高血压产妇的婴儿出生后几天，其血压比正常产妇婴儿的血压高出许多。从以上情况可以看出，高血压确实与遗传因素有关。但是遗传因素却不是导致高血压的主要原因，高血压患者中，由不良生活习惯所致者几乎占80%以上。

血压终究升高了

眩晕头痛是征兆

很多患者不知道自己患有高血压，直到出现了心脑血管意外之后才知道，这种高血压患者平时几乎没有什么症状，占高血压患者总数的5%。剩余95%的高血压患者，在发病早期或多或少会有一些症状，如头痛、头晕、失眠、耳鸣、烦躁、鼻出血等，这些症状可能只有其中一种，也可能有两种以上。随着病情的发展，症状逐渐增多，并且会出现手脚麻木和僵硬、走路多的时候下肢会出现疼痛、颈背部肌肉酸痛及紧张感等。随着病情的发展，当出现心慌、气促、胸闷、心前区疼痛时，即表明心脏已经受累；出现夜间尿多、尿频时，表明肾脏已经受累、肾小动脉发生硬化；出现神志不清、呼吸深沉不规则、大小便失禁等提示可能发生脑出血；如果是逐渐出现一侧肢体活动不便、麻木甚至是麻痹，则可能是高血压引起的脑血栓。因此，当我们在早期有一些轻微症状的时候，就应该提高警惕，为了保险起见，应测测血压，以便于排除高血压因素。以下这些症状是高血压早期常见症状，大家可以了解一下，以便于及时排查！

◎**头痛**

头痛是高血压常见症状之一，常表现为持续性钝痛或搏动性胀痛。血压过高时，内脏及四肢小动脉显著收缩，因脑部血管收缩力差，于是流入脑部的血液就相应增多，引起动脉充血、扩张，产生头痛，甚至有时引发恶心、呕吐，这些情况多因血压突然升高使头部血管反射性强烈收缩所致，可能是向恶性高血压转化的信号。

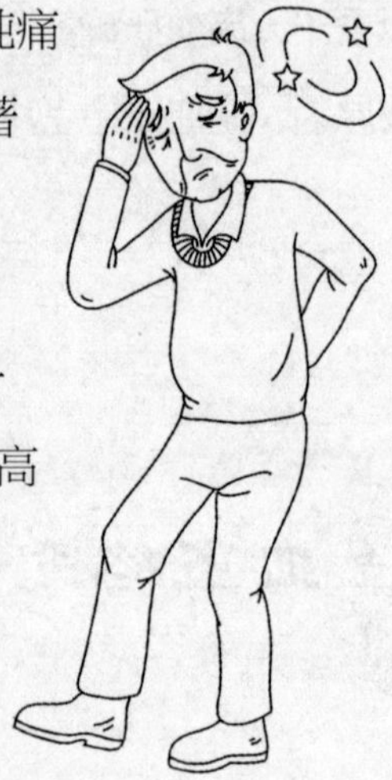

◎**眩晕**

眩晕是高血压患者出现最多的症状。这是因为长期高血压会导致脑供血不足，所以产生头晕。其次，血压波动会造成血管抑制性头晕，女性患者出现较多，可能会在突然蹲下或起立时发作。另外，高血压可增强脑动脉的搏动感，进而对脑组织形成冲击和震荡，从而引起头晕。

◎**失眠**

血压持续升高可导致大脑皮层和自主神经功能失调，从而间接引起入睡困难、易醒、睡眠不踏实、易做噩梦、易惊醒等失眠症状。血压升高，自主神经活性增强，引起心跳加快、呼吸急促、思绪万千，也会导致入睡困难。

◎**耳鸣**

耳鸣也是高血压常见的症状之一。血压高可导致内耳动脉硬化和痉挛，因供血不足使听觉神经功能发生退化，从而出现耳鸣、听力下降，甚至耳聋的表现。高血压引起的耳鸣主要表现为耳朵里会出现断断续续、嗡嗡作响的声音，声音比较低沉，常常为双耳发作，持续时间也较长。

◎**肢体麻木**

血压波动或升高时，全身小动脉出现痉挛，造成血管舒缩功能紊乱或动脉硬化，引起肢体局部供血不足，出现四肢发麻，特别是长期患高血压得不到良好控制时，症状更明显。

"和""或"都是病

高血压是一种以动脉压升高为特征，可伴有心脏、血管、脑和肾脏等器官功能性或器质性改变的全身性疾病，它有原发性高血压和继发性高血压之分。

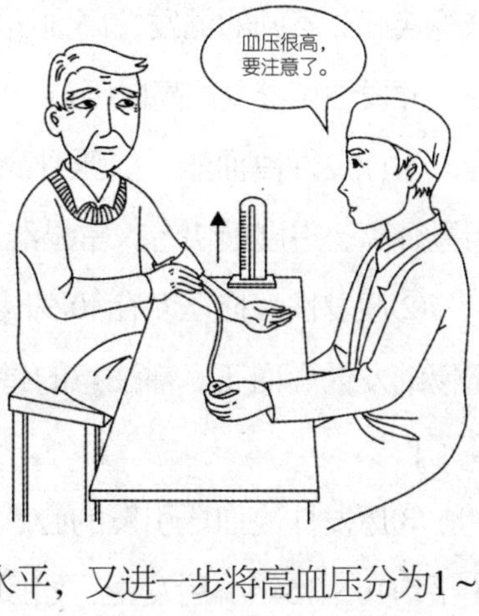

医学上，将高血压定义为：收缩压≥140毫米汞柱和（或）舒张压≥90毫米汞柱，也就是说，只要达到其中一个标准的，即可诊断为高血压。根据血压升高水平，又进一步将高血压分为1～3级。收缩压≥140毫米汞柱和舒张压<90毫米汞柱单列为单纯性收缩期高血压。患者既往有高血压史，目前正在用抗高血压药，血压虽然低于140/90毫米汞柱，亦应该诊断为高血压。

原发、继发要分清

从医学上来说，高血压分为原发性和继发性两大类。原发性高血压是常见的心血管疾病，以体循环动脉血压持续性增高为主要表现的临床综合征。继发性高血压是继发于肾、内分泌和神经系统疾病的高血压，多为暂时的，在原发疾病治好了以后，高血压就会慢慢消失。一般在医院确诊原发性高血压时，大夫会首先排除继发性高血压的可能。

继发性高血压的诊断涉及多种学科的疾病，但主要围绕高血压本身、内分泌及泌尿系统进行，所需要的临床资料包括病史、体检、常规检验及必要的辅助检查。继发性高血压可见于多种不同的疾病，多见于嗜铬细胞瘤、原发性醛固酮增多症、库欣病、肾血管狭窄、单侧肾脏实质性疾病（如肾积水、肾盂肾炎、肾包膜下血肿等）、胸主动脉缩窄、腹主动脉缩窄等疾病。不同的继发性高血压可有不同的预后，有些可以完全治愈。

原发性和继发性高血压有一些区别，生活中留心辨别的话可以分清楚。

①原发性高血压，血压升高及病程进展非常缓慢，如果在短期内血压明显升高、进展很快者，常是继发性高血压。

②原发性高血压多在40岁以后发病，如在青年（25~30岁）发病，要警惕继发性高血压。需注意的是，目前年轻人患原发性高血压的概率也增高了！

③原发性高血压引发的心、脑、眼底、肾脏等器质性损害，多在多年（平均10~15年）后发生；如果在短时期内发生靶器官明显损害者，多为继发性高血压。

④急进型、恶性型、低血钾及高肾素型高血压，多为继发性高血压。

⑤原发性高血压较易控制，预后较佳；继发性高血压，尤其肾性高血压，降压药物多效果不佳，预后较差。

⑥有特殊表现及有原因可查者，多为继发性高血压。

⑦原发性高血压约60%有家庭遗传史。

学会判断血压是否真高了

血压分级断轻重

根据血压升高的程度不同，高血压分为3级。

◎1级高血压（轻度）：收缩压140～159毫米汞柱；舒张压90～99毫米汞柱。

◎2级高血压（中度）：收缩压160～179毫米汞柱；舒张压100～109毫米汞柱。

◎3级高血压（重度）：收缩压≥180毫米汞柱；舒张压≥110毫米汞柱。

单纯收缩期高血压：收缩压≥140毫米汞柱；舒张压<90毫米汞柱。

注：若患者的收缩压与舒张压分属不同等级时，则以较高的分级为准；单纯收缩期高血压也可按照收缩压水平分为1级、2级、3级。

不同类型高血压的诊断标准，请参考表1-1。

表1-1　不同类型高血压的诊断标准

类别	收缩压（毫米汞柱）	舒张压（毫米汞柱）
理想血压	＜120	＜80
正常血压	120～129	80～84
正常高值	130～139	85～89
高血压	≥140	≥90
1级高血压	140～159	90～99
2级高血压	160～179	100～109
3级高血压	≥180	≥110
单纯收缩期高血压	≥140	＜90

高血压危险性分级

根据患者血压水平、危险因素及合并的器官受损情况对高血压患者的临床危险性进行量化，将患者分为低危组、中危组、高危组和极高危组。

◎低危组：高血压1级，不伴有危险因素。

◎中危组：高血压1级伴1～2个危险因素，或高血压2级不伴或伴有不超过2个危险因素。

◎高危组：高血压1级或2级，伴有至少3个危险因素。

◎极高危组：高血压3级以及高血压1级或2级伴靶器官损害及相关的临床疾病（包括糖尿病）。

高血压危险分层标准如表1-2所示。

表1-2　高血压危险分层标准

危险因素及病史	血压（毫米汞柱）		
	（140～159）/（90～99）	（160～179）/（100～109）	≥180/110
无其他危险因素	低危	中危	高危
1～2个危险因素	中危	中危	极高危
3个以上危险因素	高危	高危	极高危
有并发症	极高危	极高危	极高危

小贴士

用于危险性分层的危险因素：当高血压患者合并存在下述情况时，其危险性则相应增加。

①收缩压和舒张压的水平升高（1～3 级）；

②男性>55 岁，女性>65 岁；

③吸烟；

④总胆固醇>5.72毫摩/升（220毫克/分升）；

⑤伴发糖尿病；

⑥早发心血管疾病家族史（发病年龄男<55岁，女<65岁）；

⑦加重预后的其他危险因素：高密度脂蛋白胆固醇降低、低密度脂蛋白胆固醇升高、糖尿病伴微量白蛋白尿、葡萄糖耐量减低、肥胖、运动少、血浆纤维蛋白原增高、左心室肥厚（心电图、超声心动图或X线检查）、蛋白尿和（或）血浆肌酐浓度轻度升高160～177微摩/升（1.2～2.0毫克/分升）、超声或X线检查证实有动脉粥样斑块（颈、髂、股或主动脉）、视网膜普遍或灶性动脉狭窄、缺血性卒中、脑出血、短暂性脑缺血发作（TIA）、心肌梗死、心绞痛、冠状动脉血运重建、充血性心力衰竭、糖尿病肾病、肾功能衰竭（血肌酐浓度>177微摩/升或2.0毫克/分升）、夹层动脉瘤、症状性动脉疾病、重度高血压性视网膜病变、视乳头水肿。

一次升高不算高

很多人在体检中心或免费测血压的药店等地方测出血压高于正常值，于是就认为自己患了高血压，其实，偶尔一次的血压升高并不代表已经患有高血压。高血压的诊断需要多次反复测量，才能确诊。若一天中测量的血压都不在正常范围内，可再连续测量2～3天，血压仍旧高于正常值就应该及时到医院心血管科就诊了。医生会再次给您测量血压，并且让您做一些相应的检查，询问您是否有高血压头痛、头晕、心慌等不适症状，以便为诊断高血压以及确定治疗方案提供依据。

白大衣也能升血压

有一个非常有意思的现象，有些人在家里自测血压每次都很正常，但是在医院诊室中测得的血压却偏高，被诊断为轻度或中度高血压。这一现象医学上称为“白大衣效应”，这类高血压被称为白大衣高血压。

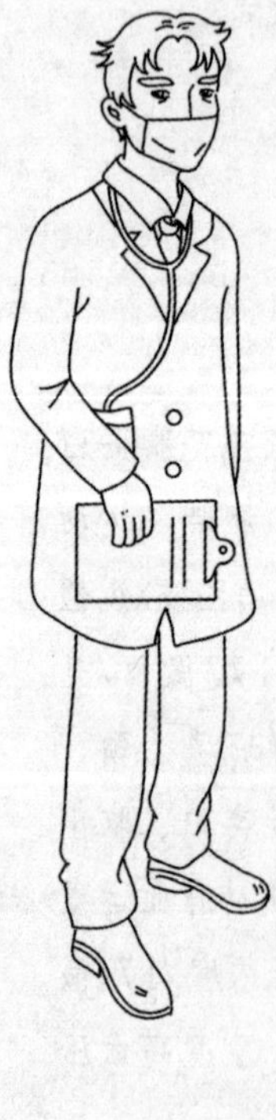

研究发现，白大衣高血压在高血压人群中并不少见，其发生率为22.3%；其中女性患者明显高于男性患者，并且25岁以下人群发生率较高；初诊时常表现为单纯收缩期血压明显高出正常值。对于白大衣高血压，目前医学界尚没有明确其发生的机制，但可能与性别、体重、血脂、血糖、吸烟等有密切的关系，并且可能还与一些患者产生的应激反应和警觉反应有关。

白大衣高血压在医院中偶测血压并不能反映患者在日常生活中的真实血压水平，所以诊断的时候，不能以一次测得的血压为标准，需要进一步做24小时动态血压测量。如果患者在医院测血压高于正常标准，而24小时平均血压正常，则即可诊断为白大衣高血压。

至于白大衣高血压是否需要治疗，必须从两个方面来看。一方面，白大衣高血压毕竟不是通常的高血压，不需要草木皆兵。另一方面，这种稍遇风吹草动血压就上升的状态，对身体肯定不利，并可能成为激发急性心脑血管病变的诱因。有研究表明，白大衣高血压与一般高血压一样，可能对心、脑、肾等靶器官造成慢性损伤。所以，从长远的角度来看，至少应该把它看成发生高血压的前奏，或者是早期高血压。因此，预防性地给予适当治疗是必不可少的。可以在平时注意限盐、减肥、适当体力活动、重视劳逸结合和心理调摄。如果通过这些措施解决了问题，那就不必再用药了。

特殊类型的高血压——H型高血压

如果收缩压≥140毫米汞柱和（或）舒张压≥90毫米汞柱，同时血液中的同型半胱氨酸（HCY）高于或等于10微摩/升，那么就属于H型高血压。简单地说，诊断H型高血压必须具备两个条件，一是高血压患者，二是高同型半胱氨酸血症（血液中的同型半胱氨酸高于正常值）。在我国，75%的高血压患者是H型高血压。H型高血压患者与单纯高血压患者相比，更容易发生脑卒中，有研究显示，H型高血压患者脑卒中发生率比单纯高血压患者高出5倍之多，比正常人高25～30倍。

同型半胱氨酸是人体内本来就有的物质，是人体细胞代谢过程中的中间产物，如果它在血液中高于10微摩/升，就会对血管产生危害。危害主要包括两方面，一是增强了血小板的凝聚力，血小板凝聚力越强，血液越容易凝结在血管壁，也就越容易在血管内形成血栓；二是血管内皮容易损伤、硬化，当血管内皮损伤到一定程度，血栓就会沉积在血管壁，最终堵塞血管。同型半胱氨酸增高，对血管造成的伤害是最直接、最致命的，当血管损伤达到一定程度时，就会出现脑卒中症状。

流行病学调查显示：高血压和高同型半胱氨酸血症是脑卒中（俗称中风）最重要的危险因素。国内研究发现，高同型半胱氨酸血症人群脑卒中风险增加87%。高血压和高同型半胱氨酸血症在促进心血管事件发生中存在明显的协同作用。高血压合并高同型半胱氨酸血症患者的心血管事件发生率较单纯高血压患者高出约3倍，较正常人高出12～25倍。

10大类人应关注H型高血压的检查：①高血压患者；②心脏病患者；③脑血管病患者；④高脂血症患者；⑤糖尿病或糖耐量异常者；⑥长期吸烟、喝酒的人；⑦较肥胖的人；⑧吃盐较多的人；⑨亲属有上述疾病的人；⑩骨质疏松、动脉粥样硬化等患者。这些人只需到医院量量血压，然后抽血化验即可确诊是否属于H型高血压。

不良的饮食习惯是造成H型高血压的主要原因。例如，长期摄入动物蛋白过多，但摄入维生素B_6、维生素B_{12}与叶酸却不足，就容易患H型高血压。因此，对于H型高血压患者来说，控制血压是必须的，但同时还应该在医生的指导下补充叶酸，以防中风的发生，尤其是本身有中风家族史的高血压患者，一定要提高警惕。

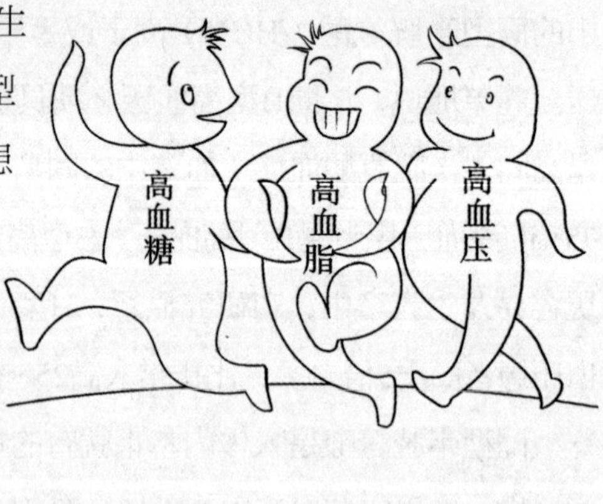

相关检查不可少

诊断高血压，除了要测量血压外，还需要做一些相关的检查，以了解高血压病发展的严重程度，确定是否存在高血压并发症。另外，怀疑患有继发性高血压者，还应该做一些相应原发疾病的检查。一般常用的检查如下。

◎**基本检查**

血生化检查（血钾、空腹血糖、血清总胆固醇、甘油三酯、高密度脂蛋白胆固醇、低密度脂蛋白胆固醇和尿酸、肌酐、血同型半胱氨酸）；全血细胞计数、血红蛋白和血细胞比容；尿液分析（尿蛋白、糖和尿沉渣镜检）；心电图；肝、肾功能检查。

小贴士

高血压伴有高脂血症、糖尿病的患者，下肢动脉容易出现血栓或斑块，假如血栓脱落，就会造成下肢血管堵塞，引起患者下肢发凉、发麻，甚至间歇性跛行。因此建议患有高血压且伴有糖尿病、高脂血症的中老年人，最好在医生的指导下定期进行踝臂血压指数（ABI）检查，能对自己的下肢动脉堵塞情况有个评估。

具体做法：先测量两臂肱动脉收缩压（高压），取其平均数。如果两侧的高压压差大于10毫米汞柱，那么就以较高的值为准。然后测量双腿部胫后动脉（俗称腿窝）上的高压，取其平均值。最后用腿部的高压值除以两臂的高压值，得出的数值就是踝臂指数。

一般情况下，由于下肢血压高于上肢血压，因此健康人群的踝臂指数应该≥1。但是，如果下肢血管处于缺血状态，那么下肢血压肯定比较低，因此得出的比例应当<1。如果得出的指数小于0.9，则说明下肢血管已经出现了粥样硬化、狭窄甚至闭塞，建议及时就诊。

◎**推荐检查**

24小时动态血压监测（ABPM）、超声心动图、颈动脉超声、餐后血糖（当空腹血糖≥6.1毫摩 / 升时测定）、尿白蛋白定量（糖尿病患者必查项目）、尿蛋白定量（用于尿常规检查蛋白阳性者）、眼底检查、胸片、脉搏波传导速度（PWV）以及踝臂血压指数（ABI）等。

◎**选择项目**

对怀疑继发性高血压的患者，根据需要可以分别选择以下检查项目：血浆肾素活性、血和尿醛固酮、血和尿皮质醇、血游离甲氧基肾上腺素（MN）及甲氧基去甲肾上腺素（NMN）、血和尿儿茶酚胺、动脉造影、肾和肾上腺超声、计算机断层扫描（CT）或磁共振成像（MRI）、睡眠呼吸监测等。对有并发症的高血压患者进行相应的脑功能、心功能和肾功能检查。

常用血压测量方式

目前，测量血压常用的方式有诊室血压、家庭自测血压和动态血压三种。诊室血压顾名思义就是在诊室内，由医护人员用台式水银柱血压计进行测量。家庭自测血压由自己或家庭成员帮助测量，一般都是用电子血压计测量。动态血压就是使用动态血压记录仪测定昼夜24小时内的血压。这三种方式各有其特点，患者可以根据自己的情况或者在医生的指导下选择使用。

◎**诊室血压**

诊室血压是较为客观、传统的测血压方法，一般由医护人员进行操作，所以相对于自己在家测血压更为准确，但是诊室血压也有一定的偏差。如白大衣高血压就是由于患者看到穿白大褂的大夫紧张，使血压升高而造成的误诊。另外，患者在测血压之前运动过，或者情绪有波动还没平息下来，这些情况下测得的血压都会存在误差。

◎家庭自测血压

家庭自测血压是在家中，患者自己或者家人帮助测量得出的血压。家庭自测血压是在患者熟悉的环境中测量，所以患者的精神相对于诊室较为放松，可以避免白大衣效应，并且家庭自测血压很方便，患者可以在任何时间段自测血压值，可用于评估数日、数周甚至数月、数年血压的长期变化和评估降压疗效，有利于高血压患者的自我监控。

◎动态血压

动态血压全称为无创性血压监测（ABPM），是通过受检者佩带血压记录仪连续记录按设计模式要求的白昼、夜间血压，从而避免了单次测血压之间的客观差异和“白大衣现象”，它有助于筛选临界及轻度高血压，有助于评价降压药物的降压效果，有助于探讨靶器官损伤程度并估计预后等。

动态血压去除了偶测血压的偶然性，避免了情绪、运动、进食、吸烟、饮酒等因素的影响，较为客观真实地反映血压情况。动态血压还可获得更多的血压数据，能实际反映血压在全天内的变化规律，应用于早期无症状的轻度高血压或临界高血压患者，提高了检出率并可得到及时治疗；还可判断高血压患者有无靶器官（易受高血压损害的器官）损害；从而指导用药，帮助药物的选择以及剂量的调整。对于50岁以下，舒张压＜16.0千帕（105毫米汞柱），而以往无心血管病发作的高血压患者，测量动态血压更为重要，可指导用药、预测心血管病发作的时间。

动态血压由全自动仪器完成，24小时内测量次数较多，无测量者误差，可避免白大衣效应，并可测量夜间睡眠期间的血压，因而可更客观地测量血压，还可评估血压短时变异和昼夜节律。

警惕假性高血压

有些人测量的血压值已经达到了高血压的诊断标准，但是没有任何症状，坚持吃降压药之后，再次量血压仍旧是原来那么高，此时，就要怀疑是否是假性高血压了！

一般我们所说的血压，是用血压计从体外间接测量所得到血压值，需要通过气囊施加压力于某一肢体上（上臂的肱动脉）以阻断血流，然后放气，同时监听动脉搏动音，听到动脉搏动音时为收缩压，动脉搏动音消失时为舒张压——这样测到的数值为真正的血压值。有些人动脉血管壁增厚、硬化，尤其是当肱动脉硬得像橡胶管子时，袖带就不易阻断血流，而必须继续往内充气，使压力继续增高，才能压扁肱动脉阻断血流。这种情况为假性高血压。

假性高血压常见于老年人、糖尿病患者以及严重的动脉粥样硬化者。假性高血压可通过直接动脉内测压而得到确诊，或者增加气囊内压力使其远超过桡动脉压，此时假性高血压患者由于其动脉管壁的硬化就可触摸到条索状的桡动脉，而动脉血管壁尚软的患者就触摸不到桡动脉。

假性高血压在老年人、脉压较大的患者中并不少见，但是非常容易引起误诊。一旦误诊，医生会给患者进行降压治疗，这是十分危险的。假性高血压患者由于脏器的血管也存在动脉粥样硬化，常伴有脏器供血不足，同时其舒张压也不会很高，不易耐受降压治疗，服用抗高血压药物治疗时可能会出现严重并发症。因此这类患者不宜进行降压治疗。假如已经确诊为假性高血压，医生会对动脉粥样硬化和脏器供血不足同时进行治疗，消除动脉粥样硬化的易患因素，逆转动脉粥样硬化，从而保护脑、心、肾等重要脏器的功能。

假性高血压可见如下几种。

◎临界高血压

也称边缘性高血压或高正常血压。世界卫生组织（WHO）把高血压的标准确定为大于等于140/90毫米汞柱。临界高血压的标准为：收缩压130～139毫米汞柱，舒张压85～89毫米汞柱。虽然临界高血压不属于高血压范围，但其中有20%可能会发展为高血压。

◎高原性高血压

凡在海拔较低地区时血压正常，而到海拔3000米以上高原后，血压持续升高超过140/90毫米汞柱，并且还伴有高血压症状，排除其他原因所导致的血压升高，才算是高原性高血压，它的发病原因主要是缺氧。

◎波动性高血压

病人血压常变动在正常血压、临界高血压以及高血压之间的，称为波动性高血压。由于血压具有波动性，一次很难准确地测出个体的血压水平。所以，重复检测血压还是有必要的。

◎潜在性高血压

有一些人，当受到某种刺激或应激负荷后，血压增高并超过正常范围，称为潜在性高血压。这是人体降压机制功能不全或升压机制功能亢进所造成的。

第二章 避免危害，关注细节

高血压看似是独立的疾病，其实是引发心、眼、脑、肾等多部位病变的危险因素，尤其是高血压引起的心脑血管疾病，是造成高血压患者死亡最重要的原因。据统计，我国心脑血管病死亡率已经超过40%，患者中大部分为中老年人，近些年来已有年轻化的趋势，在一些心脑血管急症死亡者中，不乏青年患病者。由此可见，高血压已经成为令全社会担忧的健康问题！

高血压危害知多少

高血压是一种长期逐渐发展的慢性疾病，患者早期可无自觉症状，或只有头晕、心悸、耳鸣、眼花、失眠等症状，症状的轻重与血压升高的程度不成比例。随着血压的持续升高，会影响到心、脑、肾、眼等靶器官，导致这些重要器官的损害，发生与这些器官相关的一系列并发症，严重威胁着患者的健康。我们说高血压的死亡率很高，其实这与并发症有很大的关联。90%的高血压患者死于并发症。

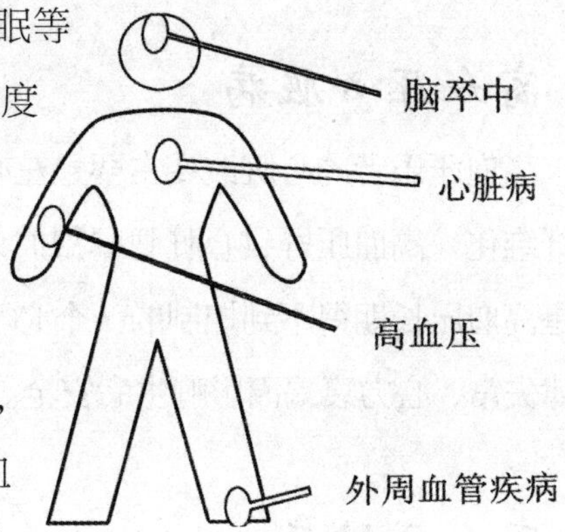

冠心病

长期的高血压可促进动脉粥样硬化的形成和发展。冠状动脉粥样硬化会阻塞血管或使血管腔变狭窄，或因冠状动脉功能性改变而导致心肌缺血缺氧、坏死而引起冠心病。冠状动脉粥样硬化性心脏病是动脉粥样硬化导致器官病变的最常见类型，也是严重危害人类健康的常见病。

脑血管病

高血压引发的脑血管病包括脑出血、脑血栓、脑梗死、短暂性脑缺血发作等。脑血管意外又称脑卒中，其病势凶猛，且致死率极高，即使不致死，大多数也会致残，是急性脑血管病中最凶险的一种。高血压患者血压越高，脑卒中的发生率也就越高。高血压患者的脑动脉硬化到一定程度时，再加上突然的刺激或过度的兴奋，如愤怒、突然事件的发生、剧烈运动等，会使血压急骤升高，脑血管破裂出血，血液便溢入血管周围的脑组织，此时，病人会立即昏迷，倾倒在地，所以俗称中风。

高血压心脏病

高血压患者的心脏改变主要是左心室肥厚和扩大，心肌细胞肥大和间质纤维化。高血压导致心脏肥厚和扩大，称为高血压心脏病。高血压心脏病是高血压长期得不到控制的一个必然趋势，严重的可能会因心脏肥大、心律失常、心力衰竭而影响生命安全。

高血压脑病

高血压脑病主要发生在重症高血压患者中。由于血压过高超过了脑血流的自动调节范围，脑组织因血流灌注过多而发生脑水肿。临床上以脑病的症状和体征为特点，表现为弥漫性严重头痛、呕吐、意识障碍、精神错乱，严重的甚至会昏迷和抽搐。

慢性肾功能衰竭

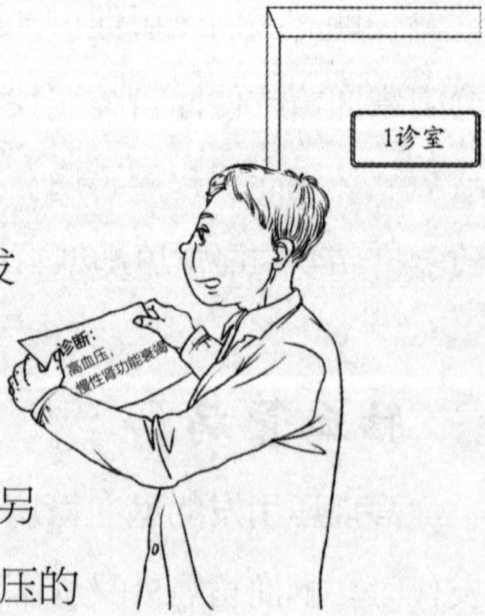

高血压对肾脏的损害是一个严重的并发症，其中高血压合并肾功能衰竭的约占10%。高血压与肾脏损害可以相互影响，形成恶性循环。一方面，高血压引起肾脏损伤；另一方面，肾脏损伤会加重高血压。一般到高血压的中、后期，肾小动脉发生硬化，肾血流量减少，肾浓缩小便的能力降低，此时会出现多尿和夜尿增多现象。急骤发展的高血压可引起广泛的肾小动脉弥慢性病变，导致恶性肾小动脉硬化，从而迅速发展成为尿毒症。

自测血压好处多

据了解，我国高血压知晓率、治疗率和控制率之所以偏低的重要原因就是人们不了解自己的血压状态。

我国高血压人群中，不知道自己患高血压的占70%。由于大部分人没有测量过自己的血压水平，因此也不可能知道自己是否患有高血压，更谈不上高血压的治疗和控制。只有了解自己的血压水平，知道自己是否患高血压，才能提高高血压的治疗率和控制率。想要知晓自己的血压水平，就必须测量血压。在家中利用血压计经常测血压，不仅经济方便，而且还可以避免白大衣高血压的情况发生，患者可及时了解自己有没有高血压问题或趋势，以达到提前预防的目的。而已经确诊的高血压患者，更应该每日坚持自测血压，这对于血压的控制以及药物疗效的评估、剂量的调整、并发症的延缓均有很大的帮助。

家庭自测血压适宜人群

◎已确诊的高血压患者

所有高血压患者均应积极进行家庭自测血压。血压是波动性和变异性较大的生命指标，需要多次反复检测才能够对一个患者的血压进行准确、可靠的评估。根据准确测量的血压水平，调整治疗药物的用量，才有可能把血压管理到最佳水平，既控制血压，又避免过量使用药物，避免因血压过低所可能带来的不良反应和严重后果。在接受降压治疗的高血压患者中，进行家庭自测血压，还可以提高患者对疾病的重视程度，提高患者治疗疾病的积极性。临床研究表明，持续的家庭血压测量与间或的诊室血压测量相比，有较高的预测心血管病的价值。

◎高糖高脂患者

患有糖尿病以及高脂血症的患者，即使目前血压在正常范围内，也应该定期在家检测血压。因为高血糖、高血脂与高血压有很大的关联，长期血糖高以及血脂高而没有得到很好的控制，就会影响到血压，日久势必发展成高血压病。因此，建议糖尿病、高脂血症的患者，最好每个月在家检测1～2次血压，以便于了解自己的血压状况，以免贻误病情。

◎高血压易感人群

肥胖、长期过量饮酒、吸烟、吃饭口味重、有高血压家族史的人，是高血压的易感人群，这些人假如不注意改善不良生活、饮食习惯的话，日久势必发展成高血压病。因此，除了注意根据自己的情况对生活、饮食习惯进行调整外，还需要每1～2个月测一次血压，以掌握自己的血压状况。

◎**大于18岁的“正常血压”者**

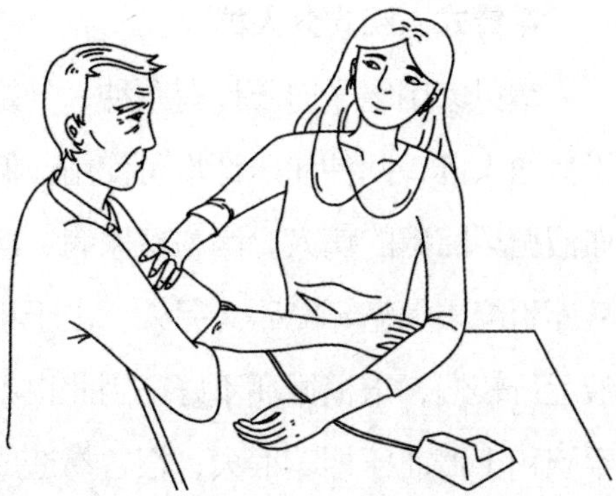

很多高血压患者隐匿在健康人群中，往往发现的时候已经有了很严重的并发症，这对控制和治疗高血压极为不利，而且也给患者带来了很大的负担与痛苦。因此，建议大于18岁的“正常血压”者，每年至少要检测一次血压，以了解自己的血压情况，以免贻误病情。

选择合适的血压计

家庭自测血压，适宜选用电子血压计，不适宜水银柱血压计。由于水银柱血压计存在严重的汞污染，目前，在国外以及我国一些地区的大型医院已经逐渐被淘汰。而由于其测量方法难，普通老百姓不容易掌握，所以不适用于家庭自测血压。而电子血压计，由于其操作简便，更适合在家自己使用。目前市场上售卖的电子血压计种类繁多，我们可以参照以下一些方法来选择适合自己的血压计。

◎**符合国际标准**

想要选择质量安全可靠、性能准确无误的电子血压计，必须要符合国际标准。公认的国际血压计验证标准有：美国食品药物管理局（FDA）、美国医疗仪器促进协会（AAMI）、英国高血压学会（BHS ）和欧洲高血压学会（ESH）的标准。合格的电子血压计应该通过上述4个验证标准中的至少1个，购买时一定要问清楚。

◎臂式、腕式分人群

常见家用电子血压计有两种，一是臂式，二是腕式。一般情况下，对于普通人群，两种血压计均可使用。但是腕式电子血压计，不适用于患有血液循环障碍的病人，因为糖尿病、高脂血症等病会加速动脉粥样硬化，从而引起末梢循环障碍。另外，由于年龄的增大，老人身体功能下降，血液运行较慢，末梢循环不好，因此也不适宜用腕式电子血压计。这些人的手腕和上臂血压相差很大，很容易造成误诊。因此建议这些患者及老年人选择臂式电子血压计。

◎首选全自动加压

电子血压计袖带加压方式一般有全自动和半自动两种。全自动的机器能自动控制入气量，按一下按钮就可以自动加压。半自动的需要手动加压（用手捏橡胶球加压），操作比较麻烦。建议有经济条件的患者以及老人，最好买全自动的，不用操心加压是否合适，比较智能，测量的结果也相对准确。年轻人假如能掌握加压的程度，可以考虑购买半自动的。

◎记忆功能很不错

选购电子血压计的时候要问清楚是否有记忆功能。血压计的记忆功能是指将被测量者的血压记录（高压、低压、脉搏等数据）保存在机器中，便于被测量者对一段时间内的血压情况进行对比，这样能很好地监控血压，是一个非常不错的功能，购买的时候可以咨询是否有此功能。记忆功能一般分为：单组记忆功能及多组记忆功能；带日期时间功能及不带日期时间功能，这可以按照个人的需求来选择。

◎售后服务很重要

购买血压计的时候要问清楚有没有售后服务，最好选择有售后服务的品牌，这样方便以后的维修及校正。

测血压前“四不宜”

◎不宜憋尿

测血压前不宜憋尿。这是因为，膀胱充盈时会增大腹腔压力，使膈肌上移，胸腔压力增加，回心血量减少，可能引发血压下降，造成测量结果出现偏差的现象。

◎不宜运动

测量血压前运动会导致血压升高，这样测出来的结果会有偏差，容易造成误诊。要保证测血压的时候处于平静状态，如果测之前走路急或者有脱衣服等动作，应该保证安静休息15分钟以上。

◎不宜进食某些食物

测血压前半小时不能喝咖啡、浓茶，不能吃巧克力豆及含有可可脂的饼干、点心等食物。另外，测血压前24小时内不宜喝酒，前半小时内不宜抽烟。

◎不宜情绪波动

测血压前要避免生气、过度兴奋、过度喜悦等大的情绪波动，要保持心态平和。至少测量前15分钟情绪要平稳下来。

测血压要“四同”

由于影响血压的因素非常多，想要保证血压值精准，必须做到四同，即同一时间段、同一状态、同一胳膊、同一测量人。

◎同一时间

保证每天同一时间段测量血压。每天早晚最好能分别测量一次。早晨测量，在起床后1小时之内、排尿后、早餐前（如果正在服用降压药，那么在服药之前）进行；晚上的血压测量在睡觉前进行即可。

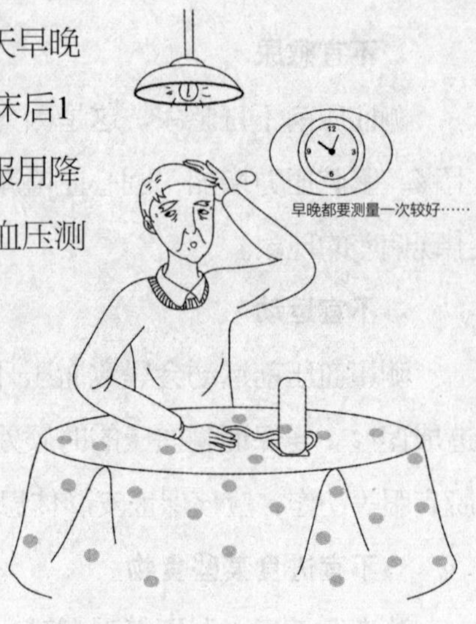

◎同一状态

情绪对血压影响非常大，紧张、担心、焦虑都会影响测量结果。如果昨天在心情焦躁时测量，今天在情绪放松时测量，数值很可能不同，影响判断。测血压最好选择身体和心情都处于稳定状态时，且需处于同一状态。

◎同一胳膊

不要今天测量左臂，明天测量右臂。通常情况下，两条手臂的血压不一致，左臂测得的血压比右臂测得的血压低约10毫米汞柱。通常以较高一侧的数值作为血压的读数。要注意的是，无论一开始选择哪条手臂，最好固定，不要随便换。测量时，被测手臂应裸露并伸直，手掌向上，肘部与心脏保持在同一水平。

◎同一体位

坐位和卧位都可以测血压，但无论哪种姿势，最好以后也一直保持用这种姿势测量血压。例如，刚开始是坐着测的，以后每天也坐着测，这样有利于避免因为体位不同造成测量结果的误差。坐着测时，坐于有靠背的座椅上，双脚自然着地，避免双腿交叉。躺着测时，双腿自然放平，不要压迫胳膊。但是无论以哪种体位测量血压，都应该保持袖带与心脏在同一水平高度。对怀疑有体位性低血压者，应同时测量仰卧位和立位血压。方法为平卧半小时后先测量仰卧位血压，然后取站立位，分别测量1分钟、5分钟的立位血压，如收缩压下降达20毫米汞柱和（或）舒张压下降达10毫米汞柱，可诊断为体位性低血压。

测量血压的周期

人体的血压存在昼夜节律，多数人早上的血压较高，晚上的血压较低。如果能在早上测量到一天中最高的血压，而在晚上测量到一天中的最低血压，有助于全面了解血压情况。因此，在诊断和治疗高血压的初期，每日早、晚（早餐和服降压药前、晚上睡觉前）各测量1次、连续1周，去除第1天血压值，计算后6天的平均值。病情稳定者、长期观察中每隔3个月用上面方法观察1周血压平均值。血压控制稳定者每周选1～2天，早、晚各测量1次。血压未得到控制、波动大，或服药不规律者，应每天早、晚各测1次。另外，没有高血压的人，也应该保证每月测1次血压，有高血压高危因素以及伴有糖尿病、高脂血症等慢性病的人，最好每月测1～2次血压。

精神焦虑者不宜自测血压

对于精神焦虑或根据血压读数常自行改变治疗方案的患者，不建议自测血压。因为血压本身的变异性和测量误差可能影响情绪，使血压升高，形成恶性循环。测出血压不正常时不要太紧张，可观察几天后记录下来供医生调整用药方案时参考，如伴有明显症状则要及时就诊。切忌血压高了就自行加药、低了就减药，以免导致用药混乱，加剧血压波动。

防治高血压，关注生活细节

心平气和是正道

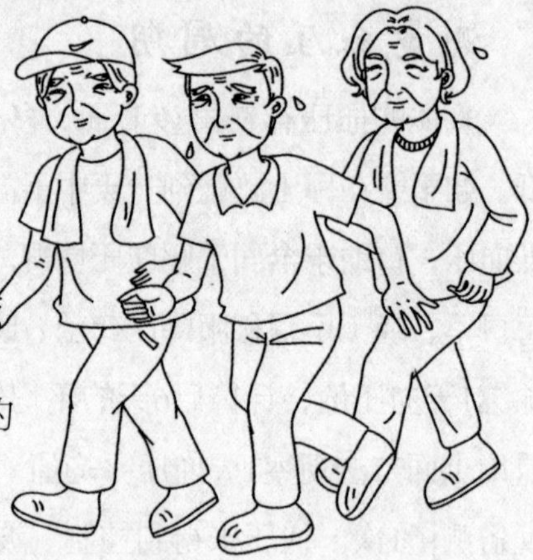

对于高血压的防治，规范饮食习惯和坚持运动是我们常说的基础治疗方法，其实控制情绪也是有效降血压的关键。人的情绪，是心理反应的重要表现形式，与疾病的发生有着密切的关系。长期焦虑、忧郁、精神紧张等情绪是高血压病发生的重要诱因。很多高血压病人因为长期处在压力大、身体疲劳的状态下，而在突然情绪失控引发血压骤然升高时诱发了脑卒中。

据有关资料显示，50%～80%的现代疾病是由不良心态、恶劣的情绪引起的，而长期焦虑、忧郁、精神紧张也正是高血压发生的重要诱因。有研究发现，人暴怒、激动时，可使血压急升30毫米汞柱（4千帕）左右。外界刺激可引起强烈的、反复的、长时间的精神紧张及情绪波动，可使大脑皮层的抑制和兴奋过程发生冲突，使大脑皮层功能紊乱，丧失了对皮层下血管舒缩中枢的正常调节作用，使血管处于收缩状态，引起全身小动脉痉挛，从而使血压升高。

现代医学研究表明，通过各种方式的心理或情志疗法，可使高血压患者情绪安定、心境平和、心情舒畅、心胸开朗，有益于高血压的治疗，对改善高血压病患者的自觉症状、稳定和降低血压，均有良好的作用。

孤独也会升血压

生活中很多高血压患者因为大怒而致脑出血或晕厥，这样的例子也许大家都不陌生，因此，对于发怒会导致血压骤升，了解的人也很多。但是您知道吗，孤独也会引起血压升高，长期如此，会引起高血压病。这种情况最常见于中老年人。

很多中老年人由于退休，或者丧偶，或者子女不在身边，身边没有说话的人，再加上社交活动少，娱乐、兴趣少，长期把自己窝在家里，很少去接触其他人。这样的人长期心理孤独，这种不良情绪会让下丘脑活动增强，从而导致抗利尿激素等多种激素分泌增多，不仅可导致血压升高，而且可影响到心跳、呼吸，降低机体的免疫力，加速衰老。国外有一项研究发现，长期远离人群的老年人比爱好外出的同龄人更容易患高血压，并且他们患与此相关严重疾病的比率比经常参加社会活动的人高出2倍。因此，中老年人应该扩展自己的兴趣爱好，多参加社区的一些活动，经常和人交流，这样有利于避免孤独的不良情绪。作为子女的，应该多关心老人的心理活动，多和老人交流，以杜绝高血压的发生。

平心静气小妙招

◎自我暗示

高血压患者常常会伴有焦虑的情绪，这样非常不利于血压的控制。因此，患者要学会用自我暗示的方法来缓解情绪问题。

方法一：进行自我暗示时，患者采取仰卧的姿势。保持心情平静，排除杂念。心里反复默念“放松——放松——放松”，同时将意念集中于脚底的涌泉穴，想象全身的病气、怒气、疲劳之气全部由涌泉穴排出。每日1次，每次不少于3分钟。

方法二：进行自我暗示时，患者采取坐位的姿势。将双脚放到温水盆中。两眼微闭，面带微笑。心里默念“放松——放松”，同时将意念集中于脚心的涌泉穴，想象全身的病气、不愉快情绪及疲劳感一一排入了水中。每次持续5分钟，每日1次。

◎释放怒气

在生活中难免会遇到一些令人生气的事，要把心中的愤怒采取适宜的方式在适当的场合释放出去，平息内心的压力，而不是经常把愤怒压抑在心灵深处，长期压抑会使愤怒越积越深，突然有一天爆发出来的时候很容易使血压骤升，甚至造成脑血管意外。因此，高血压患者应该学会在适当时间采取适当的方式释放心中的怒气，这也是一种行之有效的自我心理调试的方法。例如，该生个小气的时候，和家人、亲近的人生个小气，这样更有利于情绪的调控。

◎多多交流

日常生活中，高血压患者不应该遇事憋在肚子里，或者自己瞎琢磨、闷闷不乐。尤其是中老年人，更应该经常参加一些活动，如拓展一下自己的兴趣，写写书法、画幅画、跳跳舞、养只宠物、养盆花，这些都是不错的选择。只有让自己的生活和内心充实，才不会经常抑郁。另外，高血压患者一定要多和人交流，无论是和你年龄相仿的还是年龄悬殊的，都应该广泛交流思想，这样有利于心气的平和。

练功平心气

◎彭祖五行推掌疏肝法

五行推掌疏肝法为彭祖所创，彭祖是我国古代著名养生家，呼吸导引术的创始人，也是气功养生的鼻祖。中医认为，肝属木，在志为怒，喜条达，恶抑郁。肝失疏泄容易导致人情绪激动、烦躁易怒。练五行推掌疏肝法，有助于疏肝解郁、行气活血。高血压患者经常练习可以平肝气、解抑郁、降血压。

具体做法：首先轻轻叩齿36次，舌在口内搅动36次，将口中津液分3次咽下，以意念送至脐下丹田处。再用手指梳头18次，双掌相对搓热，然后干洗面18次。站立，双脚平行，与肩同宽，两膝微屈，两臂下垂，屈腕，掌心向上，指尖相对，靠近小腹；以鼻缓缓吸气，与此同时，两手像托着东西一样，缓缓上移，至胸前与肩平行时吸满气。呼气时默念“嘘”字，意想体内浊气随气呼出。然后反掌，掌心向前，指尖向上，随着呼气双手缓缓向左前方推出，左脚随之向左前方迈出一步，呈弓步，重心在前屈的左腿上，右腿伸直；直到呼气至最大限度时，反掌，掌心向上，指尖相对，向下收回至小腹前，伸左腿屈右膝，重心后移至右腿上，再开始吸气，如此反复10次，每日1回。长期坚持收效显著。

◎瑜伽调息法

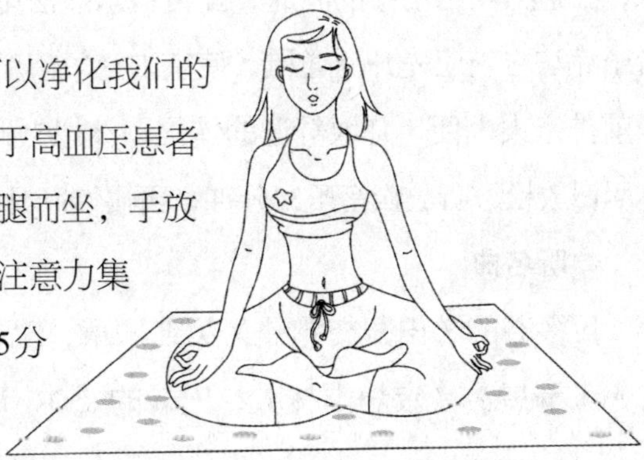

通过练习瑜伽调息，可以净化我们的心灵，使人心平气和，有利于高血压患者调控情绪。具体方法是：盘腿而坐，手放于双膝上，闭眼，放松，把注意力集中在自己的呼吸上，静坐5分钟。然后用右手拇指轻轻按住右鼻孔，只用左鼻孔呼吸。保持呼吸缓慢、稳定而深长，每次吸气要使气体尽量充满双肺，但不要引起不舒适的感觉；呼气时应呼出全部空气，但不要过于用力，以免引起下一个吸气动作有气促的感觉。反复做5次完全的呼吸，即5次吸气和5次呼气。然后，移开按住右鼻孔的拇指，再用左手拇指轻轻按住左鼻孔，只用右鼻孔呼吸，再做5次完全呼吸。这样为调息的1个回合，每次共做25个回合。坚持练习一段时间后，即能感觉到整个人神清气爽，心情大不一样。

音乐疗法降血压

老年人高血压有发病率高、血压波动大、药物降压效果不理想、受精神和情绪的影响大等特点。近年来非药物治疗已逐渐成为防治高血压的重要手段，并日益受到人们的广泛重视。音乐疗法就是常用疗法之一，操作简单，降压效果好。

倾听音乐能引起人们的心理、生理状态的改变，悦耳动听的乐曲能协调人的生理活动，消除精神紧张，减轻烦躁不安的情绪，改善患者焦虑、紧张的心理状态，对降压药物起到明显的增效作用。音乐治疗对人体的影响主要是通过缓解患者的紧张状态和声波有规律变化震动来实现的。所以，在进行药物治疗的同时，配合音乐疗法可有效改善患者的血压。进行音乐疗法之前应先开窗通风，使室内空气清新，尽量避免外界干扰。听音乐前排空大小便，并取舒适的体位，休息5分钟，然后轻轻闭上眼睛，身体尽量放松，听放松音乐30分钟，再慢慢睁开眼睛。

◎听名曲

贝多芬的《田园交响曲》第二乐章，班得瑞《蓝色天际》《迷雾森林》《清晨》《寂静山林》，巴赫的《D小调双小提琴协奏曲》第二乐章、圣桑的《天鹅》，柴可夫斯基的《船歌》等，这些音乐对降低血压有一定的疗效。每天通过30分钟的音乐疗法能转移患者对疾病的注意力，降低交感神经的兴奋性，缓解血管壁的紧张度，从而降低血压。

◎听印度乐

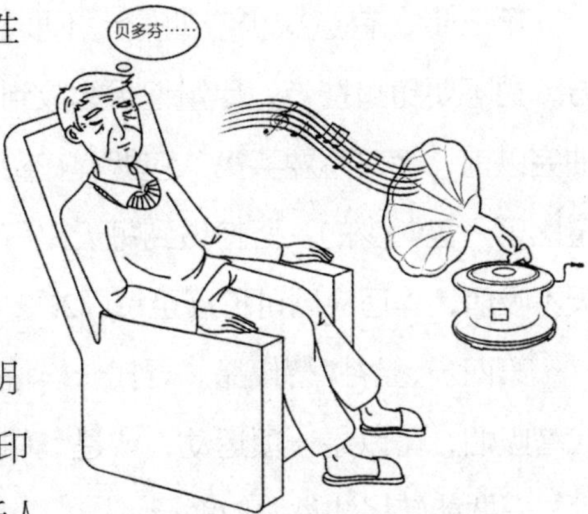

国内外不少研究证实，放松性音乐治疗与常规药物治疗配合可以更好地控制血压。国际高血压学会就曾经发表研究报告指出，每天坚持听半小时节奏均匀的印度音乐的高血压患者，血压明显低于不听的患者。这是因为听印度乐时，可使人放松，这样能降低人体内皮质醇（皮质醇水平长期过高，可导致血压升高）的水平，从而降低血压。

戒烟戒酒有妙招

吸烟饮酒对血压的危害大家都知道，但是想要做到戒烟戒酒很不容易，尤其是对于老烟民以及经常酗酒的人来说，首先心理上难以戒除。因此，我们可以找一些方法来辅助戒除烟酒，但是无论怎样，自己内心的强大最为重要。

◎教您四步戒烟法

第一步，写下吸烟的危害。在香烟盒外面包一层白纸，并用曲别针固定好。在一面写上您的身体状况，如患有高血压，并且伴有冠心病，或糖尿病等，将疾病名称记录下来；在纸的另一面写下吸烟的危害，特别是对您所患疾病的影响。

第二步，记录吸烟情况。在记事本上记录每次吸烟的时间、数量和原因，总结下每天、每周及每月的吸烟数量，并查看您想吸烟的原因及吸这支烟的重要性，再比对一下吸烟的危害，提醒自己戒烟的重要性。

第三步，有意减少吸烟量。不要把火柴或打火机放在容易拿取的地方，更不要随身携带，尽量把香烟放到不容易拿到的地方。在一包烟没有抽完以前，绝对不要买第二包烟；在买第二包烟时，要买烟碱及尼古丁含量比第一包烟少的。坚持做到每天比前一天少抽1～2支烟，每周1次连续2天不吸烟，等适应后可扩展至每周2次，直到完全不吸。

第四步，寻找替代品。寻找一样替代品，在您烟瘾发作时，可以用它代替吸烟，可以是一项运动，或是一种水果，或是一本书，或听一段音乐等，只要能转移注意力的就行。

◎戒酒方法

①戒酒首先要端正思想，可以在日常多看看一些视频、文章和图片等，真正了解到饮酒的危害，这样就会自觉地端正态度，纠正自己的饮酒行为，主动进行戒酒。

②戒酒是个慢慢的过程，不可能一次戒掉，可以通过一点一点减少饮酒次数和饮酒量，这样有计划地把酒戒掉。对于长期酗酒者来说，切不可突然一次性断酒，这样容易出现严重的戒断症状。正确的做法应该是缓慢地减少酒量或减少饮酒次数，如从每天饮酒3～4次减少到1～2次，高度白酒改为低度白酒或葡萄酒等，以帮助平稳过渡。

③日常饮食也可帮助戒酒。在饮食上要多吃清淡的食物，如蔬菜、水果，少吃油腻的肉食；多吃富含维生素和蛋白质的食物，如胡萝卜、芹菜、茄子、番茄、小米粥及豆制品等，具体的食物可根据自己的喜好选

择，这样可以满足饮酒者的食欲，心理有种满足感，这样有利于戒酒。

④戒酒的过程不是想象的那么容易，因此家人一定要给予帮助、关怀与鼓励，不能过度责怪饮酒者，使其产生自卑或低落心理，应多鼓励，让戒酒者充满信心和决心，最终成功戒掉酒瘾。

起居慢为先

高血压患者每天起床的时候，千万别猛地一下坐起来，这样容易造成一过性供血不足，导致眩晕等症状，还易导致血压波动，对控制血压极为不利。因此睡醒之后，应该先在床上再躺1分钟，然后再缓慢起身，起身之后再坐1分钟，然后移到床边，在床边坐1分钟之后，再起身。对高血压患者来说，不仅是睡觉起来，平时上厕所以及下蹲之后要起身的时候，都应该缓慢进行，切不可动作过猛。总之，要遵循“慢”的原则，可别小看慢1分钟，可以避免多种心脑血管意外发生。

定时排便很重要

高血压患者中，便秘的不占少数，尤其是中老年高血压患者中，几乎80%的人伴有便秘。便秘虽然是小病，但是当与高血压一同出现时，就不是小毛病了。高血压患者长期便秘，可能会引起脑出血等脑血管意外，临床上这样的病例也不少，因此，患者一定要提高警惕，避免便秘的发生。

预防便秘，除了在日常饮食中多吃一些竹笋、芹菜、甘薯、茭白、小白菜、大白菜、萝卜、梨、桃子等富含膳食纤维的蔬菜、水果外，还必须养成定时排便的习惯，如根据自己的情况定一个时间，到那个时间就去厕所蹲着排便，即使没有便意也去，这样坚持3～5天就会养成定时排便的习惯，肠道也适应了这个习惯，以后自然而然到那个时间就去厕所了。

高血压患者一旦便秘，一定要想办法通便，饮食调理为首选，可以配合按摩方法。对于严重者，可以在医生的指导下用药治疗。总之，一定要记住，对高血压来说，便秘可能会要命的！

穿衣忌“三紧”

高血压患者穿衣除了讲求美观、舒适和保暖之外，更要讲求健康。切忌穿狭窄瘦小的衣服，尤其忌领口紧、裤腰紧和袜口紧，以免影响血液循环，导致血压升高或局部缺血。

◎忌领口紧

领口紧会影响心脏向头颈部输送血液，压迫颈部动脉窦中的压力感受器，通过神经反射，引起血压下降和心跳减慢，引发脑部供血不足，使人出现头痛、头晕、恶心、眼冒金星等症状，尤其是患有高血压、动脉粥样硬化、冠心病、糖尿病的老人，更容易晕倒甚至休克。

◎忌裤腰紧

高血压本身会造成下肢动脉的硬化，血管腔变窄，供血差，假如腰带勒得很紧，则会阻碍血液的运行，下肢血液供应更差，另外还会引起血压的波动，不利于疾病的控制。因此，血压高的人千万别把裤腰勒得太紧，而是应该将腰带松一松。那么要松到什么程度呢？可以在系好腰带之后，将一根手指插进腰带和腰之间，假如刚好能插进去，就说明松紧正好。

◎忌袜口紧

袜口紧会使血液无法顺利输往脚部，这会影响脚部的血液循环，时间长了，老人可能出现脚胀、脚肿、脚凉、腿脚麻木等症状，对于伴有下肢血管硬化、堵塞的高血压患者来说，容易造成缺血缺氧。

每天晒太阳

补钙有利于降低血压。除了饮食中多吃一些富含钙质的食物外，还可以通过晒太阳来补钙，这是最天然、最有效的补钙方法。钙的合成与吸收需要维生素D的“帮助”，而人体内90%的维生素D需要通过晒太阳来合成。阳光中的紫外线照射到人体后，可使皮肤中的7－脱氢胆固醇转变为维生素D_3，维生素D_3又可促进维生素D的生成。所以说晒太阳可以补钙，有助于血压的控制以及骨质疏松的治疗。那么该如何晒太阳才能达到最优的保健功效呢?

◎多裸露

晒太阳时要少穿衣，多裸露皮肤。裸露皮肤的面积越大，皮肤中7－脱氢胆固醇转变为维生素D_3的数量越多，生成的维生素D也就越多，补钙效果就越好。研究发现，1平方厘米皮肤暴露在阳光下3小时，可产生约20国际单位的维生素D。因此晒太阳的时候，应尽量穿短袖、短裤等，将四肢、面部、脖子等都暴露在阳光下。

◎选时段

夏季阳光充足，紫外线较强，因此晒太阳应该选择光线柔和的时间段，避开日照最强的时段，以免晒伤皮肤。在夏季，上午7～9点、下午4～6点这两个时间段，阳光比较柔和，非常适宜晒太阳，晴天的时候，在这两个时间段晒太阳，可以起到很好的补钙效果。春、秋、冬三季紫外线相对比较柔和，晒太阳可以选择中午阳光充足的时段。建议大家每次晒太阳30分钟，每周晒3～4次即可。

◎零接触

许多人喜欢在家隔着玻璃晒太阳，殊不知，这样做往往达不到预期的效果。有数据显示，晒太阳的时候，隔一层玻璃，阳光中的紫外线就减少

30%，隔两层玻璃就减少80%，假如离得窗口远一些（4米左右），则紫外线就更少了，不足室外的2%。因此，建议大家晒太阳不要隔着玻璃，还是应该在户外与阳光“零接触”，这样所起到的保健效果更好。

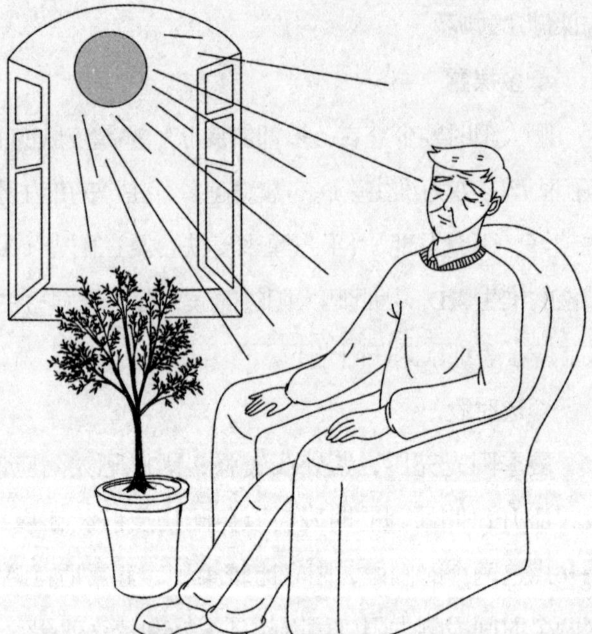

第三章
西医、中医如何降血压

高血压是终生性疾病，除了西药降压治疗之外，传统中药在高血压的治疗中也可以发挥较好的疗效。

血压控制目标因人不同

高血压是一种终生性疾病，血压一直持续在高的状态，容易引起全身血管的病变，出现一系列的并发症，从而危及人的健康与生活质量。高血压的治疗以降血压为主要目的，只有将血压控制在正常范围内，才能预防心、脑、肾、眼睛等部位的并发症，才能提高患者的生存质量。而降血压最有效、最直接的方法就是吃降压药。尽管降压药存在一定的副作用，但是比起高血压并发症对人体的危害来说，这点副作用真是算不了什么。事实上，降压药的副作用最易发生在治疗的第2～第4周，长期治疗后，副作用反而没那么明显了。

对于已经确诊的高血压患者，必须在医生的指导下，坚持服用降压药，可以说这个服药的过程是终生的。有些患者，在服药的过程中，断断续续，今天吃一顿明天停一顿的，有的则是吃了一段时间后，血压降下来了，认为高血压治好了，于是就擅自停药了。这些做法都是极度不科学的。降压药吃吃停停，会使血压上下波动较大，而且继续上升，使与血压有关的重要靶器官（心、肾、脑、眼等）处于失保护状态，日久势必会加速并发症的发生。因此，降压药治疗高血压是必不可少的，而一旦吃开降压药，就要做好充分的心理准备，要有决心、有信心每日坚持服药，只有这样，才是对自己的生命负责！

高血压患者的降压目标：一般高血压患者，应将血压（收缩压/舒张压）降至140/90毫米汞柱以下；65岁及以上的老年人的收缩压应控制在150毫米汞柱以下，如能耐受还可进一步降低；伴有慢性肾脏疾病、糖尿病，或病情稳定的冠心病或脑血管病的高血压患者治疗更宜个体化，一般可以将血压降至130/80毫米汞柱以下。伴有严重肾脏疾病或糖尿病，或处于急性期的冠心病或脑血管病患者，应按照相关指南进行血压管理。舒张压低于60毫米汞柱的冠心病患者，应在密切监测血压的情况下逐渐实现降压目标。

西药如何降血压

六大类降压药

目前，用于临床的降压药主要有以下六类，即利尿剂、β-受体阻滞剂、血管紧张素转换酶抑制剂（ACEI）、血管紧张素Ⅱ受体拮抗剂（ARB）、钙拮抗剂、α-受体阻滞剂。下面一一为您介绍。

◎利尿剂

利尿剂主要是通过利钠排水，降低高血容量负荷发挥降压作用的，起效较平稳、缓慢，作用持久。利尿剂主要有噻嗪类、袢利尿剂和醛固酮受体拮抗剂三类。其中噻嗪类在我国应用最广。利尿剂可与其他各类抗高血压药物合用，能增加降压的效果。利尿剂尤其适宜老年人收缩期高血压和肥胖的高血压病人降压，但不适宜痛风、高脂血症及糖尿病患者。由于长期应用利尿剂易引起低钾血症等不良反应，现在已经很少大剂量地使用。常用的利尿剂按照其降压作用的强弱，分为高效利尿剂（速尿、利尿酸），中效利尿剂（双氢克尿噻、氯噻酮），低效利尿剂（安体舒通、氨苯喋啶），低效利尿剂都有保钾的作用。利尿剂最大的优势是价格低廉。

◎β-受体阻滞剂

β-受体阻滞剂既能降低血压，又能减慢心率，应用很广泛。不仅降低静息血压，而且能抑制体力应激和运动状态下血压急剧升高。β-受体阻滞剂有选择性（β_1）、非选择性（β_1与β_2）和兼有α受体阻滞作用三类。该类药物降压起效较迅速、强力，持续时间各种β受体阻滞剂有差异。这是一类“洛尔”系列药物，常用的有阿替洛尔（氨酰心安）、美托洛尔（倍他乐克、美多心安）、拉贝洛尔（柳安苄心啶）、比索洛尔（博苏）。

β-受体阻滞剂适用于：①年轻高血压患者；②高肾素型高血压（恶性高血压、肾血管性高血压）；③高心排血量型高血压；④伴有心动过速的高血压；⑤合并劳力型心绞痛、心律失常的高血压患者。

心率已经很慢、存在心脏传导阻滞和有哮喘的高血压病人，应严格禁止服用β-受体阻滞剂。β-受体阻滞剂对老年性高血压疗效相对较差。

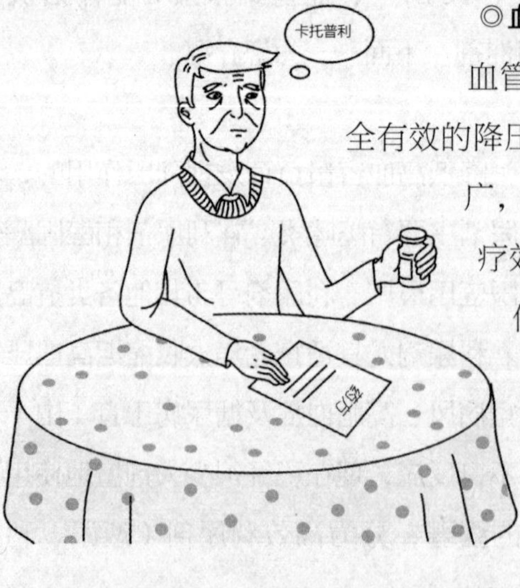

◎血管紧张素转换酶抑制剂

血管紧张素转换酶抑制剂是一类安全有效的降压药，它的种类最多，适应证最广，降压平稳，随着用药时间延长，疗效逐渐增强，在3～4周达到最大作用，限制钠盐摄入或联合使用利尿剂可使其起效迅速、作用增强。血管紧张素转换酶抑制剂对血脂和血糖的代谢没有影响，对肾脏有保护作用，是高血压合并心力衰竭和糖尿病患者的理想、首选药物。肾功能不好的病人也能应用，只是要从小剂量开始服用，严重的肾功能衰竭和患有双侧肾动脉狭窄的病人以及怀孕女性则不能服用。美国预防、检测、评估与治疗高血压全国联合委员会第七次报告（JNC7）指定血管紧张素转换酶抑制剂是唯一拥有全部6个强适应证（心力衰竭、心肌梗死、冠心病高危因素、糖尿病、慢性肾病、预防中风复发）的抗高血压药物。但是这类降压药可引发咽痒、干咳的不良反应，发生率在10%左右。这是一类"普利"系列药物，根据药物作用时间的长短，可分为短效、中效和长效，短效的有卡托普利（巯甲丙脯酸），中效的有依那普利（依那林），长效的种类很多，有苯那普利（洛汀新）、培多普利（雅施达）、福辛普利（蒙诺）、贝那普利（一平苏）、米达普利（达爽）等。

4.血管紧张素Ⅱ受体拮抗剂

血管紧张素Ⅱ受体拮抗剂（ARB）是在血管紧张素转换酶抑制剂的基础上开发成功的一种药，不仅在降压方面，而且在防止心脑血管事件及肾功能衰竭方面都有显著作用。另外还避免了血管紧张素转换酶抑制剂引起咽痒、干咳的不良反应，被认为是不良反应最少的一类降压药。血管紧张素Ⅱ受体拮抗剂降压作用持久平稳，一般在6～8周时才达到最大作用，作用持续时间达到24小时以上。低盐饮食或与利尿剂联合使用能明显增强疗效。高钾血症、妊娠期女性和双侧肾动脉狭窄患者禁用。血管紧张素Ⅱ受体拮抗剂为"沙坦"系列，常用的有氯沙坦、缬沙坦、厄贝沙坦、替米沙坦等。

◎钙拮抗剂

钙拮抗剂降压效果安全有效，其特点是在降压的同时，不降低重要器官的血液供应，还可抑制血小板聚集，增强红细胞在缺氧情况下的变形能力，对血脂、血糖的代谢没有影响。长期治疗时还具有抗动脉粥样硬化作用。钙拮抗剂降压起效迅速而强力，降压疗效和降压幅度相对较强，与其他类型降压药物联合治疗能明显增强降压作用，适用于老年高血压患者、已有心脑肾损害的高血压患者。钙拮抗剂分为二氢吡啶类和非二氢吡啶类。此类“地平”系列种类不少。短效的有硝苯地平（心痛定）、恬尔心，中效的有尼群地平，长效的有氨氯地平（络活喜）、非洛地平（波依定）、尼卡地平。通过对制剂工艺的改进，制成缓释和控释片，使短效的药物具有长效的作用，如硝苯地平控释片（拜新同）、恬尔心缓释片、缓释异搏定（维拉帕米）。服用钙拮抗剂常见的不良反应有面红、头痛、心跳加速、脚踝水肿，短效药的不良反应更为显著些。

◎α-受体阻滞剂

α-受体阻滞剂的特点是不影响血脂和血糖的代谢。由于α-受体阻滞剂同时能治疗前列腺肥大，对伴有前列腺肥大的老年男性更为适用。α-受体阻滞剂主要的不良反应是会引起体位性低血压，所以，服用该药的病人，起床时要格外小心，动作要慢。α-受体阻滞剂由于副作用较多，目前不主张单独使用，但是在复方制剂或联合治疗时还仍在使用。α-受体阻滞剂是一类“唑嗪”系列药物，常用的药物有短效的哌唑嗪，长效的多沙唑嗪、特拉唑嗪等。

高血压药物治疗的原则

高血压药物治疗的主要目的是通过降压治疗使高血压患者的血压达到目标水平，从而降低心血管疾病发病和死亡危险。高血压患者决定应用药物治疗后，应遵循以下药物治疗原则。

◎**个体化原则**

个体化用药即用药因人而异。吃什么降压药要根据自己的实际情况，在医生的指导下服用，切不可看别的患者吃什么药，就擅自使用同类药。

◎**从小剂量开始原则**

患者用药应从小剂量开始，逐步增加用药剂量以获得最佳疗效。一般医生给患者开药的时候，都会从小剂量开始，但是有些患者在服用后效果不是很理想，于是就擅自加大剂量，这是很危险的。调整药物的剂量必须在专科医生的指导下进行。

◎**长效降压药用药原则**

为了有效地防止靶器官损害，医生要求患者每天24小时内血压稳定于目标范围内，最好使用一天一次给药、持续24小时作用的药物。长效降压药作用持久，并且服用起来也方便，一天一次尤其适合中老年高血压患者，这样会避免忘记吃药引起的血压波动。

◎**联合用药原则**

采用两种或多种降压药联合治疗。2级以上高血压为达到目标血压常需降压药联合治疗。对于2级以上的高血压患者，医生会根据患者的实际情况，选择联合用药，这样更有利于血压的控制。

很多高血压患者认为，药越贵越好，价格低的就是差药，因此到医院看病时总是要求医生用好药。还有一些高血压患者，在血压高的时候用一些“好药”，当血压降低了就换上了那些“差药”，他们还振振有词地说：平时用“好药”，等到血压高起来了怎么办。这些说法和想法都是错误的！

服降压药有三忌

高血压被称为人类健康的“无声杀手”，会发生冠心病、糖尿病、心力衰竭、高脂血症、肾病、周围动脉疾病、脑卒中、左心室肥厚等并发症，最可怕的是会发生脑血管意外而致残、致死。因此，如何科学、合理地用药十分重要。除了要在医生的指导下选择适合自己病情的药物治疗外，服用降血压药物还必须注意以下“三忌”。

◎一忌随意停药

高血压是目前全世界公认的引发脑卒中的首要危险因素。血压越高、高血压持续时间越长，脑卒中发生的可能性就越高。很多患者往往在治疗期间感到症状减轻或者消失，就自作主张突然停药，血压升起来的时候又自行服药，其实这种做法不正确，而且非常危险！间断用药会造成血压忽高忽低，使血压得不到长期有效的控制。高血压病因复杂，至今无法根治，只能对症降压治疗，因此必须终身治疗。如果服降压药后血压降至正常水平，只能说明此时选用的降压药和服用的剂量基本合适，使血压得到控制，并不能说明高血压病已得到治愈或心、脑、肾血管受累发生的病变已恢复正常，所以仍应坚持降压治疗。当然，在血压平稳一段时间后，可以在医生的指导下适当减少药量。从目前情况来看，多数高血压病患者需持之以恒终生用药。

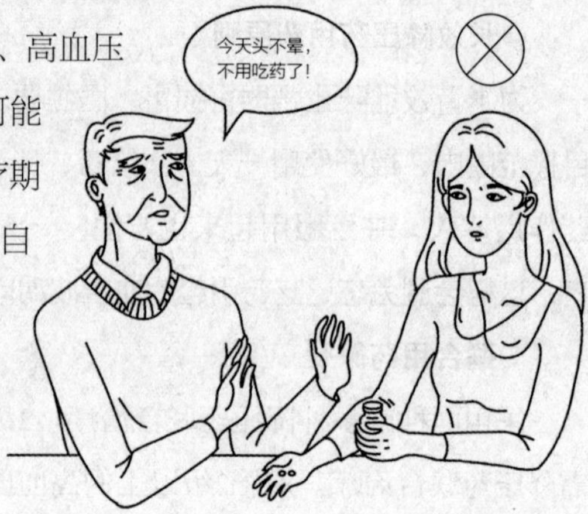

◎二忌睡前服用药物

高血压患者服降压药的目的，是为了控制血压过高，防止发生并发症。而当人入睡后，因为人体“生物钟”的控制，加上人体处于静止状态，可使血压自然下降。有研究发现，当人入睡后血压可下降20%，且以入睡后2小时最为明显。如果患者在临睡前服了降压药，2小时也正是降压药的高效期，这样两种作用重叠，就可导致血压明显下降，使心、脑、肾等重要脏器发生供血不足，甚至诱发脑血栓或心肌梗死。因为血压在每天上午8～9点会出现一个峰值，因此临床主张将降压药安排在晨间服用，以控制高血压的峰值，对预防并发症的发生有积极意义。除已知当时血压过高外，一般应避免睡前服降压药。如每天多次服药，应将每天末次服药的时间安排在睡前3～4小时。

◎三忌单纯药物治疗

药物干预是高血压患者的必需治疗原则，但是在服用药物的同时注意调整生活方式，才能更有效地发挥药物疗效，利于血压的平稳。生活上要注意饮食、运动、心理等方面的调摄，与药物治疗一起，多管齐下，这样收效才好！

适合自己的药才是好药

常见有些高血压患者，认为贵的药就是“好药”，便宜的药疗效就不好，就是“差药”。其实这是不正确的认识。衡量降压药的“好”、“坏”要根据每个人的详细状况而定。

每个高血压患者的年龄、性别、病程各不相同，血压的基础水平也各自不同，还存在有无并发症及并发症类型不同的情况。所以选用哪类降压药要根据每个人的状况来综合考虑。吃降压药的目的就是为了降血压，因此可以这样说，能降低你血压的药物就是“好药”，降压效果不理想的则是“差药”。而降压效果和药物的价钱是不成正比的，便宜的降压药有很多都是效果不错的，而贵的降压药，效果也并不见得比便宜的好多少。因此，只要把血压降下来，能控制在理想的水平，而且患者经济上可承受，患者对其副作用也可以耐受，那么这个药就是“好药”，就是合适的。

影响性功能的降压药

细心的高血压患者会发现，吃了医生开的降压药之后，性生活质量明显下降了。这是因为许多降压药会对性功能产生不良影响，如安体舒通、心得安、甲基多巴等，会导致阴茎勃起障碍，甚至有时根本不能过性生活。因此，对于长期服用的药物，患者要注意其副作用，或者让医生定期调药，将不良影响降到最小。会影响性功能的降压药有以下一些。

◎利尿剂

常见的有双氢克脲噻、速尿、安体舒通等，对性欲、勃起功能和射精功能均有抑制。比如：大剂量服用安体舒通会引起男性性欲减退、阳痿、男性乳房女性化，不过停药后可以恢复。

◎β-受体阻滞剂

由于这类药在降低血压的同时会降低心率，因此临床上经常用于青年男性的高血压治疗，但由于这类药可使5%的男性发生性功能紊乱，尤其对性欲有明显的抑制，依从性往往不佳。这类药的化学名称均以“洛尔”结尾，如美托洛尔，比索洛尔等。

◎钙拮抗剂

这类药物是一种扩张血管的物质，由于降压速度快而广为应用，化学名称中均有“地平”，如硝苯地平、安氯地平等。这类药物主要影响性欲和射精功能。

◎血管紧张素Ⅱ受体拮抗剂

这类药物是在血管紧张素转换酶抑制剂基础上研制出的最新一类降压药，可降低血压，减少组织异常重构，保护靶器官，其代表药物为缬沙坦（代文）。代文在降压的同时可以从勃起、性欲、射精三个方面改善性功能障碍，对性功能有利！

常服降压药如何护肝肾

一般来说，高血压患者需要通过长期服药来控制血压的稳定，从而避免血压波动带来的慢性和急性并发症。但“是药三分毒”，如何尽量不让肝、肾因长期服药而受损害，是所有患者必须面对的问题。那么，服降压药如何保护肝肾呢？

首先要遵医嘱。目前，降压药可以分为α-受体阻滞剂、β-受体阻滞剂、钙拮抗剂、利尿剂、血管紧张素转换酶抑制剂（ACEI）和血管紧张素受体阻断剂等，它们在发挥作用时可能对肝脏、肾脏产生不同的影响，医生会根据每位患者不同的病情选择适合他们的药物，假如患者随意更换药物种类、擅自增减剂量，这不仅对降血压没什么好处，还可能损害肝肾功能。因此，高血压患者一定要遵医嘱服降压药，并且要定期随诊，根据不同的情况，每1～3个月随诊1次。

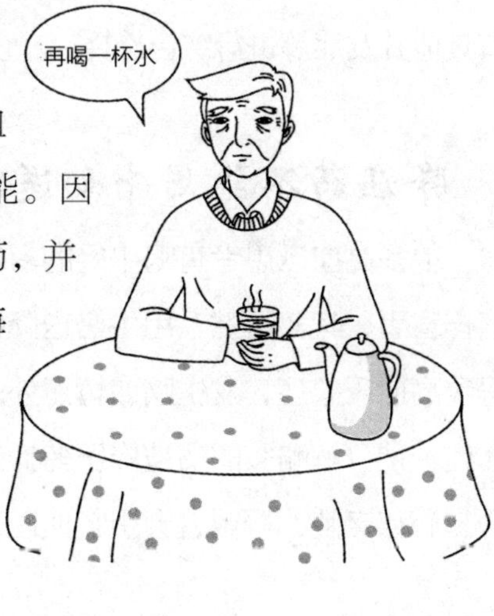

其次要多喝水，保证药物在体内代谢。螺内酯、速尿等利尿剂大多

经尿液排泄，对肝脏的影响较小，但长期使用可能引起肾脏对尿酸的重吸收增多，出现血尿酸升高的情况。某些患者可能出现关节疼痛等痛风症状，还可能引起痛风性肾病（简称“痛风肾”），表现为尿酸结石、水肿、夜尿。长期用利尿剂还可能出现血脂增高的情况，高脂血症是噻嗪类利尿剂治疗的常见并发症，主要表现为血清胆固醇和甘油三酯增高。因此，高血压患者在服用利尿剂期间应多喝水，保证药物的正常代谢。

再次要定期查肝肾功能。钙拮抗剂和血管紧张素转换酶抑制剂对肝肾功能损害的报道最多，这可能与它们应用广泛有关。患者服用硝苯地平、尼卡地平等钙拮抗剂可能引起转氨酶升高，长期用依那普利和赖诺普利等ACEI类药则可能引起黄疸，可表现为皮肤、眼球发黄，还可表现出乏力、肝区疼痛等症状。建议这类患者定期做检查，最好遵医嘱每3～6个月做一次肝肾功能检查，以及时发现问题，在医生指导下换药。

此外，β-受体阻滞剂中，拉贝洛尔对肝脏有一定毒性，但一般认为危险性极低；酚妥拉明等α-受体阻滞剂对肝脏的影响较少；缬沙坦等血管紧张素Ⅱ受体拮抗剂，临床使用时间较短，损伤肝肾的报道相对较少。但对肝肾影响较小的药物不一定适合所有患者，还需要根据体质、病情、是否有其他并发症等进行综合选择，一般不建议大家频繁换药。

降压药不能用牛奶送服

很多高血压患者有喝牛奶的习惯，于是经常用牛奶送服降压药，觉得这样省事，其实不然，用牛奶送降压药有升高血压的可能，严重者还可能导致高血压急症，发生脑血管意外。这是因为牛奶中含有丰富的酪胺，当体内一种分解酪胺的酶被降压药抑制时，酪胺就会大量蓄积，引起血压骤升，心律紊乱，严重者会引起血压持续性升高，甚至发生高血压危象。很多高血压病人不知道这一点，用牛奶代替温水送服药物，或者服用降压药和喝牛奶的间隔时间太短，这就会出现危险，临床上这样的病例很多。另外，服用降压药期间，炒菜时要少放或不放酱油，因为酱油中也富含酪胺。

不只是降压药，一些强心药，如心衰病人服用洋地黄、地高辛等药物时，也不宜喝大量牛奶，因为其中所含的钙能加强洋地黄、地高辛的毒性，从而引起药物蓄积性中毒反应，甚至发生意外。治疗高血压和预防心脏病的β-受体阻滞剂则不宜与果汁同服，容易发生反应，与茶水同服，可出现吃药无效或药物中毒；阿司匹林也不能用茶水送服，会与鞣酸发生反应。

对于冠心病、高血压患者来说，用温开水送服药最安全，水温在40℃左右即可。尽量少用矿泉水送服药物，因为其中存在一些矿物质和金属离子，对有些药物也会有影响。

突发高血压急症家庭如何急救

高血压急症是指高血压患者血压在短时间内（数小时或数天）急骤升高（通常高于180/120毫米汞柱），同时伴有心、脑、肾、视网膜等重要靶器官功能损害的临床症状。由于高血压急症来势凶猛，发作的时候大多数患者在家，因此，掌握突发高血压急症症状特点及处理技巧十分必要。

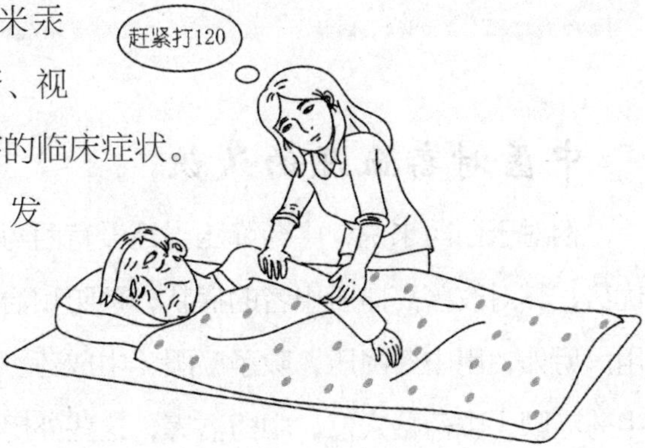

若高血压患者突发恶心、呕吐、剧烈头痛、心慌甚至视物模糊，并伴血压突然升高，说明已发生高血压脑病，应立即卧床休息，稳定情绪，及时服用降压药。如果服药和休息后病情无好转，应通知急救中心送医院急救。

高血压病人发病时，不但出现头痛、呕吐，还出现肢体麻木、瘫痪、意识障碍，这可能是急性脑血管病。家人应马上通知急救中心，同时要立即让患者平卧，将头偏向一侧，防止把呕吐物吸入气道，导致窒息或吸入性肺炎；高血压病人在劳累或受到精神刺激后，突然发生心前区疼痛、面色发白、出冷汗，这可能是急性心绞痛或心肌梗死，要让病人安静休息，舌下含服1片硝酸甘油，马上联系120急救中心送医院抢救。

中药降压方法多

中医对高血压的认识

相对于西药来说，中药降压虽然没有西药见效快，但是仍具有一定的优势，其对改善高血压患者的症状，预防和治疗并发症均有不可估量的作用。另外，用中药降压，除了口服（中成药、药茶、药膳等）之外，还有中药泡脚、中药贴穴位、中药浴等，这些外用的方法对人体几乎没有毒副作用，更容易被患者接受。

高血压属于传统中医“头痛”“眩晕”的范畴，中医理论认为，高血压是由于七情所伤、饮食失节、内伤虚损而致阴阳平衡失调所致，其病因病机在古代文献中早有记载。《内经》记载“诸风掉眩，皆属于肝”。《丹溪心法》记载“无痰不眩，无火不晕”“阴虚则肝风内动”，认为（肝）风、痰、火是引起本病的主要原因。高血压的基本病因是阴阳失调，气血紊乱；病理产物是痰，痰浊上蒙，清阳不升，浊阴不降；久病入络，壅滞脉道，瘀血内停，血瘀阻络；病变在肝，根源在肾，关键在脾；病机是本虚标实，肝肾阴虚或心脾不足是其本，肝阳亢盛，肝火上炎，痰瘀互阻是其标。高血压眩晕与肝肾关系最密切，头痛属于内伤头痛，与肝脾肾有关，与气血相连。因此，中医治疗高血压，主要是从脏腑、气血入手，对病变脏腑、气血进行有效调理，从根本上消除高血压。

中药治高血压的优势

中药治疗高血压虽然没有西药起效快，对中、重度高血压降压效果不是那么明显，但中药在改善高血压患者症状、避免血压波动以及对并发症的防治等方面，都具有明显的优势。

中药治疗高血压不单着眼于血压的下降，更着眼于提高患者的生活质量。高血压患者经常出现头晕、头痛、耳鸣、失眠、胸闷、心悸气短、健忘、腰酸乏力等症状；同时靶器官（如心、脑、肾等）损害和相关疾病（如糖尿病、冠心病）亦可出现相应症状，如伴左心衰竭时会出现呼吸困难、气短、胸闷、发绀（嘴唇或指甲、皮肤发紫）等。用中药配合治疗，可以

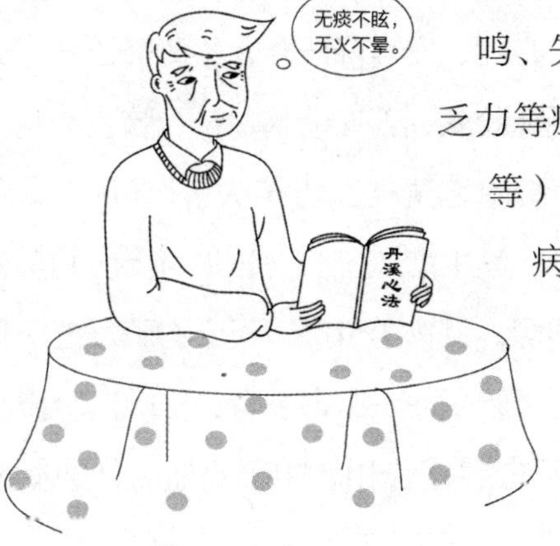

改善这些症状，提高患者的生活质量。

中药降压虽然缓慢，但是平稳，尤其适用于早期、轻度高血压患者。较重的高血压中西药联合治疗，能防止血压较大波动。而西药治疗高血压时，为达到目标血压常需频繁加减药量，患者易出现血压波动幅度较大的现象。

中药通过多层次、多环节、多靶点的综合调理，在改善高血压患者症状，减轻或逆转终末器官损害，防止严重并发症等方面有着一定的优势。治疗高血压，降压是一个很重要的目标，但是不能仅仅局限于降压，更重要的是在降压的同时，要预防心、脑、肾等靶器官的损害。因为靶器官受损引发的心力衰竭、肾衰竭等往往比高血压本身更为致命。中药中，活血祛瘀中药丹参、田七、赤芍、牡丹皮等在协同降压的同时，还可降低血液黏稠度，有预防及治疗脑卒中的效果；黄芪可强心利尿，降压和降低尿蛋白，改善肾功能；中成药牛黄降压丸可降低左心室肥厚程度，减轻肾脏小动脉硬化，对糖脂代谢、中枢神经递质有一定的影响。

常用降压中成药

中成药对于治疗高血压既有较好的疗效，又服用方便。目前临床上常用于治疗高血压的中成药有：愈风宁心片、安宫降压丸、牛黄降压丸、天麻钩藤颗粒、松龄血脉康胶囊、全天麻胶囊、养血清脑颗粒、脑立清丸、安脑丸、六味地黄丸、知柏地黄丸、桂附地黄丸、复方羚角降压片、菊明降压片、镇心降压片、山楂降压片等。其中愈风宁心片、牛黄降压丸具有清肝平肝的功效，作用平和，疗效确切，且物美价廉；天麻钩藤颗粒，具有平肝潜阳兼有清热安神的作用，用于眩晕兼失眠多梦者；松龄血脉康胶囊、全天麻胶囊，具有平肝潜阳、活血化瘀作用，用于高血压伴血脂升高，肢体麻木者；养血清脑颗粒能养血平肝，用于血虚肝亢而头痛明显者；脑立清丸、安脑丸具有平肝潜阳及醒脑的作用。肝肾阴虚的高血压患者，可辨证选用六味地黄丸、杞菊地黄丸、知柏地黄丸等具有滋肾养肝作

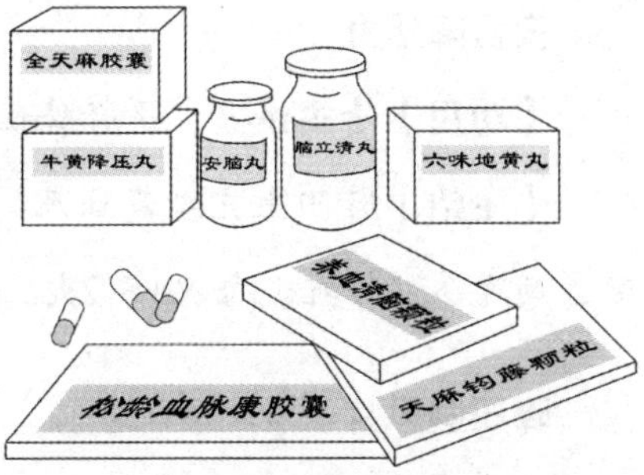

用的中成药。阴阳两虚的高血压患者，用金匮肾气丸、桂附地黄胶囊等。复方羚角降压片、菊明降压片适用于伴有眩晕、头痛的高血压患者。

以上这些中成药，虽然有很多属于非处方药，但是必须在经过中医师辨证诊断之后，在医生指导下服用。

另外，需要提醒的是，中药虽然能够很好地改善高血压患者的症状，具有一定的降压效果，但不能完全取代西药。患者血压较高、症状比较明显或患病时间较长者，最好考虑中西药配合治疗。

下面介绍一些常用的降压中成药。

天麻钩藤颗粒

【功用】平肝息风，清热安神。

【主治】肝阳上亢型高血压，症见头痛、眩晕、耳鸣、眼花、震颤、失眠。开水冲服，每次5克，1日3次，或遵医嘱。

全天麻胶囊

【功用】平肝、息风、止痉。

【主治】肝风上扰型高血压，伴眩晕、头痛、肢体麻木、癫痫抽搐。口服。每次2～6粒，1日3次。

安宫降压丸

【功用】清热镇惊、平肝降压。

【主治】肝阳上亢型高血压，头晕目眩、脑涨项痛、心悸、失眠、多梦、烦躁易怒等症。每次1～2丸，1日2次。

降压避风片

【功用】清热平肝、降火。

【主治】肝火上炎型高血压，症见头痛、目赤、口苦、烦躁易怒等。每次3～6片，1日2次。本品是一种中西药配伍组方的中成药，含有利尿剂，请勿与西药利尿降压药合用，糖尿病患者慎用。

复方羚角降压片

【功用】平肝抑阳。

【主治】肝阳上亢型高血压，症见头晕目眩、风气内动，及有中风先兆等。每次4片，1日3次，空腹服。可预防脑卒中。

降压灵片

【功用】清热利水、平肝潜阳。

【主治】肝阳上亢型高血压，症见头痛、头晕、耳鸣、眼胀痛、烦躁易怒等。每次6片，1日3次。

罗布麻降压片

【功用】平肝潜阳、息风活血。

【主治】肝阳上亢型高血压，症见头晕目眩、急躁易怒等。每次4～6片，1日3次。

高血压速降丸

【功用】清热息风、平肝降逆。

【主治】痰火壅盛型高血压，症见头晕目眩、头痛、项强颈痛、颜面红赤、烦躁不宁、言语不清、走路不稳、知觉减退等症。每次20小丸，1日2次。

牛黄降压丸

【功用】清心化痰、平肝泻火。

【主治】痰火壅盛型高血压，症见头晕目眩、烦躁不安等症。小蜜丸每次20丸，1日3次。

山绿茶降压片

【功用】清热解毒、平肝潜阳。

【主治】肝阳上亢型高血压、高脂血症，症见眩晕耳鸣、头痛、心烦易怒、失眠多梦。每次4片，1日3次。

山楂降压片

【功用】滋阴平肝。

【主治】阴虚阳亢型高血压，症见眩晕耳鸣、烦躁失眠、腰膝酸软、四肢麻木等。每次5片，1日3次。胃酸过多者不宜服用。

脑立清丸

【功用】清肝泄热、平肝潜阳。

【主治】肝阳上亢型高血压，症见眩晕耳鸣、头痛、心烦难眠、痰黏、呕吐等。水丸每次10粒，1日3次。孕妇忌用。

菊明降压片

【功用】降压利尿。

【主治】高血压病、慢性肾炎型高血压。每次6克，1日3次。

镇心降压片

【功用】降压宁心。

【主治】各型高血压。每次4～6片，1日3次。

龙胆泻肝丸

【功用】清肝火，祛湿热。

【主治】年龄较轻，病程较短，症见头痛、头晕、小便短赤、舌红苔黄等肝经实热的高血压。每次6～9克，1日2～3次。

当归龙荟丸

【功用】清肝泻火、通便导滞。

【主治】肝火旺盛的高血压，症见体质壮实、面红目赤、烦躁不安、大便秘结、头痛头晕，甚至呕吐、抽搐等。每次6克，1日2～3次，饭后用温开水送服。孕妇禁用。

清脑降压片

【功用】滋阴潜阳，清肝降压。

【主治】肝阴虚、肝火旺的高血压，症见头目眩晕、失眠烦躁、耳鸣耳聋、舌红少苔等。口服每次4～6片，孕妇禁忌。

六味地黄丸

【功用】滋阴补肾。

【主治】阴虚型高血压，症见头晕耳鸣、腰膝酸软、遗精盗汗。口服，浓缩丸，1次8丸，1日3次。

杞菊地黄丸

【功用】滋肾阴，清肝热。

【主治】肾阴虚型高血压，症见头晕眩晕、眼花目涩、五心烦热、腰膝酸软。每次9克，日服2次。

常用降压单味药

有一些单味中药具有降血压的功效，虽然没有西药降血压速度快、作用强，但是这些单味中药在降压的同时，还能够兼顾高血压的其他病理环节，具有改善微循环、降脂抗氧化、保护血管内皮细胞、调节血管活性物质、改善高血压伴随症状、延缓并发症等多种功效。另外，这些降压的单味中药，差不多都属于药食同源性质的，属性都偏于平和，药性也相对缓和，毒副作用很小，非常适宜高血压患者长期服食。

枸杞子

枸杞子自古以来就被当作药食两用的滋补佳品，而且价格不贵，深受人们喜爱。祖国医学认为，枸杞子性平、味甘，入心、肺、脾、肾经，具有润肺清肝、滋肾益气、生精助阳、补虚劳、强筋骨的功效，可用于多种疾病的防治，久服可延缓衰老、益寿延年。枸杞子营养丰富，含有粗蛋白、粗脂肪、碳水化合物、类胡萝卜素、维生素B_1、维生素B_2、维生素C、甜菜碱、钾、钙、镁、铜、锰、锌等元素以及多种氨基酸。枸杞子能显著降低血清胆固醇及甘油三酯含量。枸杞多糖可明显增强受损胰岛细胞内超氧化物歧化酶（SOD）的活性，提高胰岛细胞的抗氧化能力，对胰岛细胞有一定的保护作用。枸杞多糖还可降低收缩期、舒张期血压，降低血浆及血管中丙二醛、内皮素含量，增加降钙素基因相关肽的释放，防止高血压形成。三高患者可以每天用20～30克枸杞子泡茶饮用，味淡后将枸杞子嚼食。也可以把枸杞子加入各种菜、汤、馅中食用，同样可以起到治疗效果。枸杞子有护肝及防治脂肪肝的作用。枸杞子含有丰富的甜茶碱，有抑制脂肪在肝细胞内沉积、促进肝细胞再生的作用。对肝病患者来说，甜茶碱能防止肝脏内过多的脂肪贮存。枸杞子中所含的叶绿素也有助于肝脏解毒，还能改善肝功能。

决明子

决明子为豆科植物决明或小决明的干燥成熟种子，为临床常用中药。据报道，决明子的水浸液、醇水浸液和乙醇浸出液对麻醉的狗、猫、兔有降低血压及利尿作用，可使自发性遗传性高血压大鼠收缩压及舒张压明显降低，其降压作用强度及持续时间显著优于利血平。决明子中蛋白质的降压作用，与该蛋白质在肠道内分解后形成的氨基酸和多肽短链的吸收入血有关。决明子中低聚糖产生的降压作用，与其促进肠道双歧杆菌的增殖有关。

莱菔子

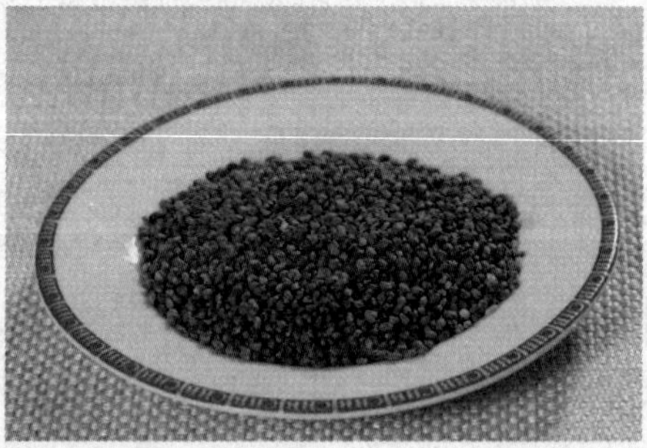

莱菔子也就是萝卜的种子，是中医临床常用的一味中药。中医认为，其性平，味辛、甘，归肺、脾、胃经，具有消食除胀、降气化痰的功效。现代药理研究发现，莱菔子中含有降压物质——芥子碱硫氰酸盐，可增加血流量，扩张血管，稳定血压。

野菊花

野菊花味辛、苦，性寒，归肺、肝经，具有清热解毒、疏风清肝的功效。野菊花的主要成分为野菊花内酯、野菊花醇、黄酮苷等，能够抗肾上腺素和扩张外周血管，抑制血管运动中枢，从而起到降压作用。野菊花的降压作用缓慢、持久，是较理想的降血压中药。

杜仲

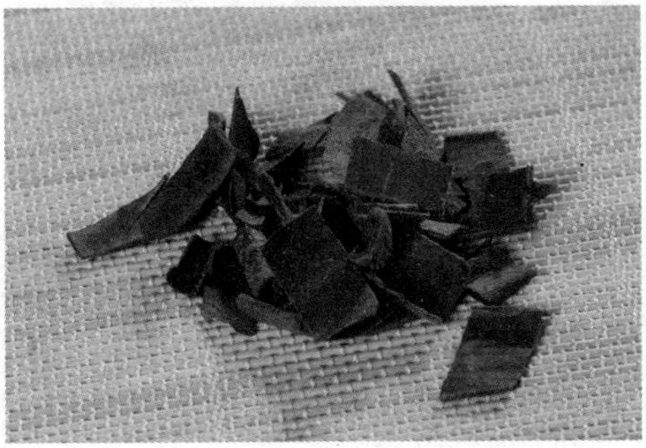

杜仲味甘、微辛，性温，具有补肝肾、强筋骨的功效。现代研究发现，杜仲主要成分松脂醇二葡萄糖苷，对原发性高血压和肾性高血压都有治疗作用。对原发性高血压的治疗，主要是通过直接扩张血管和抑制血管运动中枢而使血压下降，并且对高血压伴有的头晕、头痛、身体困重等症状的效果也比较好。对肾性高血压，则能促进肾上腺皮质功能，提高体内激素水平，改善肾小球血流，可在短期内改善腰酸、腰痛以及蛋白尿的症状。

葛根

《本草纲目》记载："葛根，性平、味甘，具有清热、降火、排毒诸功效"。现代医学研究发现，葛根含异黄酮成分葛根素、葛根素木糖苷、大豆黄酮、大豆黄酮甙及β-谷甾醇等物质。其中，异黄酮类化合物葛根素对高血压、高脂血症、高血糖和心脑血管疾病有一定疗效，可阻断α受体和血管紧张素Ⅱ受体，使明显增高的血浆内皮素（ET）水平较快恢复正常，促进内皮功能恢复，进而抑制血小板聚集，起到改善血液循环的作用。还可逆转高血压所致的心肌肥厚，降低血糖，明显降低血清胆固醇。

对高血压、高脂血症、糖尿病均有一定的疗效。

玉米须

玉米须性平，味甘、淡，归膀胱、肝、胆经，具有利尿祛火、平肝利胆的功效，临床常用于治疗高血压以及急（慢）性肾炎、水肿、急性胆囊炎、胆道结石等病症。现代药理研究表明，玉米须含大量硝酸钾、维生素K、谷固醇、豆固醇和挥发性生物碱，有利尿、降压、降血糖、止血等作用。玉米须降压，主要是通过扩张末梢小血管使血压下降。另外，玉米须还能对抗肾上腺素的升血压效应。

党参

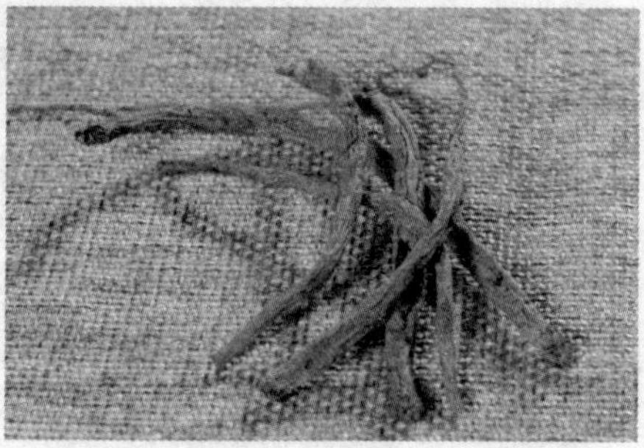

党参性平，味甘、微酸，归脾、肺经，具有补中益气、健脾益肺的功效，中医常用于治疗脾肺虚弱所致的气短心悸、食少便溏、虚喘咳嗽等病症。现代研究发现，党参含多种糖类、酚类、甾醇、挥发油、黄芩素葡萄糖苷、皂苷及微量生物碱，具有增强免疫力、扩张血管、改善微循环、增强造血功能等作用。党参的降压作用主要是通过扩张外周血管实现的。党参能较好地改善心肌的舒张功能，增加心肌的顺应性，使冠状动脉灌注阻力减小，有利于左心室心肌的血流供应，从而改善心肌缺血；还可明显降低低密度脂蛋白、甘油三酯和胆固醇的含量，抑制血栓形成。

黄芪

黄芪味甘，性微温，归肝、脾、肺、肾经，有益气固表、敛汗固脱、托疮生肌、利水消肿的功效，常用于体衰日久、言语低弱、脉细无力者。

现代医学研究表明，黄芪含有降压成分γ-氨基丁酸及黄芪甲苷，具有扩张血管、抗缺氧、强心利尿的作用，能降低血压、消除肾炎蛋白尿，增强心肌收缩力，调节血糖含量。还能扩张冠状动脉，改善心肌供血，提高免疫功能，延缓细胞衰老的进程。有些人常年容易感冒，中医称为“卫表不固”，可用黄芪来固表，避免经常性的感冒。

灵芝

灵芝性平，味甘，归心、肺、肝、肾经，具有补气安神、止咳平喘的功效。灵芝含多糖、核苷类、甾醇类、生物碱、三萜类、多种氨基酸及蛋白质类、酶类、有机锗等有效成分。灵芝多糖具有免疫调节、降血压、降血糖、降血脂、抗氧化、抗衰老及抗肿瘤作用；三萜类化合物能净化血液，保护肝功能；此外，灵芝还有抗凝血、抑制血小板聚集及抗过敏作用。

钩藤

钩藤味甘，性微寒，归肝经、心经，有清热平肝、息风止痉等功效。现代药理研究发现，钩藤中含有多种吲哚类生物碱，包括钩藤碱、异钩藤碱、钩藤总碱，以及非生物碱，其中主要有效降压成分为钩藤碱和异钩藤碱。钩藤碱和异钩藤碱通过降低外周阻力（早期）和减少心输出量（后期）起到降压的效果。钩藤在降压的同时，还能减轻高血压患者头晕、头痛、心慌、气促、失眠等症状。

马齿苋

马齿苋又叫马齿、长寿菜，叶片肥厚，为倒卵形，因为样子像马齿而得名。马齿苋含有丰富的蛋白质、脂肪、粗纤维、维生素E、胡萝卜素、维生素B_2以及钙、磷、铁、钾、镁、锰、锌、铜等营养物质。中医认为，马齿苋性寒，味酸、涩，具有清热解毒、散血消肿、利水止泻等功效，是中医临床常用药之一，可用来治疗高血压、痢疾、黄疸、血淋、便血、痔漏、疔肿、蛇虫咬伤等多种病症。马齿苋有利水作用，可加速体内钠排泄，从而降低血压。马齿苋还是糖尿病患者的食疗佳品，含有丰富的去甲肾上腺素，能促进胰腺分泌胰岛素，调节人体糖代谢过程，降低血糖浓度，所以对糖尿病有一定的辅助治疗作用。马齿苋中含有一种不饱和脂肪酸，可以抑制人体对胆固醇的吸收，降低血液中胆固醇的浓度，并且还能改善血管壁弹性，对预防动脉粥样硬化、高胆固醇血症以及血栓形成十分有效。

桑白皮

桑白皮味甘，性寒，入肺经，具有利水消肿的作用。药理研究发现，桑白皮中含有一种叫东莨菪内酯的有效成分，有利尿作用，可增加尿量及钠、钾离子和氯化物排出量，还可抑制cAMP磷酸二酯酶活性，从而降低血压。

桑寄生

桑寄生味苦、甘，性平，入肝、肾经，具有补肝肾、强筋骨、祛风湿、安胎的功效。药理研究发现，桑寄生中含有多种降血压的成分。其中短时降压成分为胆碱、乙酰胆碱、丙酰胆碱；持久性降压成分为槲寄生毒肽；可抑制延脑的血管运动中枢，也可作用于循环系统的内感受器而反射性地抑制血管收缩中枢，从而降低血压。桑寄生还具有抑制血小板聚集，防止其活性物质释放的作用，从而避免血管收缩和血栓形成。

罗汉果

罗汉果被人们誉为“神仙果”。中医认为，其性凉，味甘，归肺、大肠经，有清热润肺、止咳利咽、滑肠通便的功效。果实营养价值很高，含丰富的维生素C（每100克鲜果中含维生素 C400～500毫克）以及糖苷、果糖、葡萄糖、蛋白质、脂类等。罗汉果所含的罗汉果苷，具有降血压的作用。

夏枯草

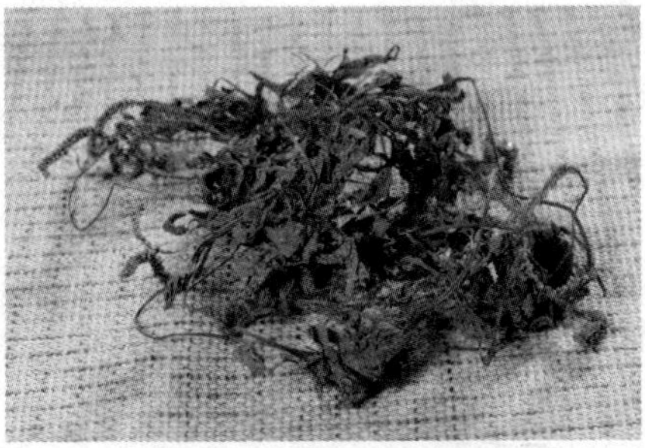

中医认为，夏枯草味苦、性寒，具有清肝明目、降火的功效。夏枯草具有抗肿瘤、降压、抗炎、抗菌、利尿等作用，且对血压有调节作用，另外，还可改善患者的内皮功能，延缓动脉粥样硬化的发展，对高血压、动脉粥样硬化均有治疗作用。

天麻

天麻是一味常用而名贵的中药。中医认为，天麻性平，味甘，归肝经，具有息风止痉、平肝潜阳、祛风通络的功效，临床多用于头痛眩晕、肢体麻木、小儿惊风、癫痫、抽搐、破伤风等症。药理研究发现，天麻中含有天麻素，可增加脑血流量，降低脑血管的阻力，较轻微地收缩脑血管，降低血压，减缓心律，对心肌缺血起到保护的作用。

石决明

石决明为鲍科动物杂色鲍、皱纹盘鲍、耳鲍、羊鲍等的贝壳。中医认为，石决明味咸、性寒，专入肝经，具有平肝清热、明目去翳的功效。常用于治疗肝肾阴虚、肝阳上亢引起的高血压，表现为头痛、眩晕、目赤等症。

罗布麻叶

罗布麻叶味甘、苦，性凉，归肝经，具有清肝安神、清热利水的功效，常用于肝阳眩晕、心悸失眠、水肿尿少以及高血压病、神经衰弱、肾炎水肿等病症。罗布麻叶降血压的有效成分主要是槲皮素、总黄酮，可有效降低血压。

荷叶

中医认为，荷叶味苦、涩，性平，归肝、脾、胃、心经，有清暑利湿、凉血止血等功效。中药药理研究表明，荷叶中的生物碱有降血脂作用，可有效降低胆固醇和血清甘油三酯，升高高密度脂蛋白胆固醇、载脂蛋白A的含量。另外，荷叶还有减肥的作用，临床上常用荷叶茶来治疗肥胖症以及脂肪肝。

三七

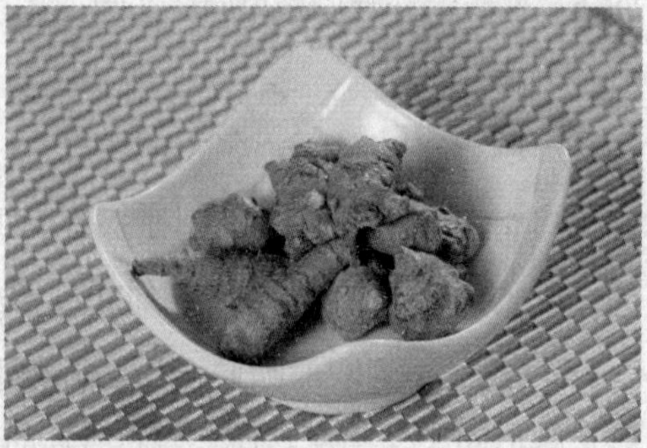

三七味甘、微苦，性温，归肝、胃经，具有止血、止痛的功效，可用于治疗衄血、便血、崩漏、咯血、吐血、外伤出血、胸腹刺痛等病症。三七中所含的黄酮类化合物具有改善心肌供血、增加血管弹性、扩张冠状动脉的功效，谷甾醇和胡萝卜苷能降血脂，因此对冠心病、心绞痛有预防和治疗作用。三七能提高血小板内cAMP的含量，减少血栓素A_2的合成，抑制Ca^{2+}、5-羟色胺等促血小板聚集的活性物质释放，发挥抗血小板聚集作用，预防血栓的形成。三七降压尤以降低舒张压作用明显。

三七花

明代大医药学家李时珍500多年前就将三七花收录于《本草纲目》中，并且写道“生广西南丹诸州番峒深山中，采根暴干，黄黑色。团结物，状略似白及；长者如老干地黄，有节。味微甘而苦，颇似人参之味”。三七花性凉、味甘，有清热平肝、活血散瘀的功效。现代研究发现，三七花所含的三七花总皂苷能抗血小板聚集，抗血栓形成，减慢心率，扩张血管，降低外周阻力，从而对高血压、高脂血症、动脉粥样硬化、脑血栓等心脑血管病症有很好的治疗作用。

酸枣仁

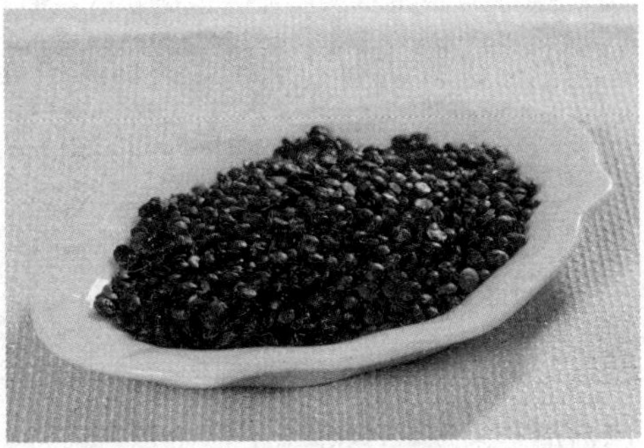

酸枣仁味甘、酸，性平，能滋养心肝、安神敛汗。现代研究发现，酸枣仁中含多量脂肪油、蛋白质、甾醇、三萜类、酸枣仁皂苷、维生素C等成分，有降压、镇静、催眠、镇痛、抗惊厥的作用。

大黄

大黄味苦、性寒，有泻下通便、活血化瘀的作用。药理学研究发现，大黄中含大黄素、大黄酸、大黄酚、大黄素甲醚等蒽醌衍生物，具有明显的降低血压和降胆固醇的作用，另外，对降低血中甘油三酯水平也有一定帮助。

银杏叶

银杏叶为银杏科落叶乔木植物银杏树的干燥叶，含莽草酸、白果双黄酮、异白果双黄酮、甾醇等成分，有降低血清胆固醇、扩张冠状动脉的作用，对治疗高血压、高脂血症及冠心病心绞痛有一定作用。

玉竹

玉竹具有养阴润燥、生津止渴的功效，常用于治疗肺胃阴伤、燥热咳嗽、咽干口渴、内热消渴等病症。现代研究表明，玉竹具有提高免疫力、降血糖、强心、降血脂等功效。玉竹总皂苷能够显著抑制α-葡萄糖苷酶的活性，显著提高糖耐量，使患者糖耐量趋于正常，并可显著降低空腹血糖。玉竹多糖能非常显著地降低血中甘油三酯水平，升高血清胰岛素水平。高血压伴有糖尿病、高脂血症的患者，可以用玉竹来辅助治疗。

莲子心

莲子心性寒、味苦，有清热、安神、强心、止血、涩精之效，可治烦躁不安、牙龈出血、便秘、梦遗滑精等病症。现代药理学研究发现，莲子心中含有多种生物碱，具有降血压的功效。

车前子

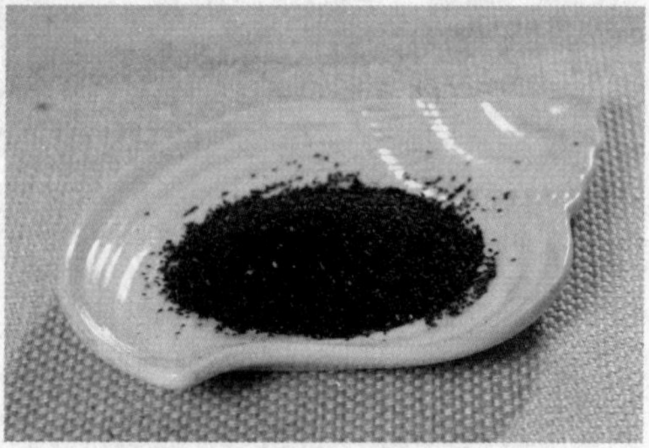

车前子味甘、淡，性微寒，归肺、肝、肾、膀胱经，具有清热利尿、渗湿止泻、明目、化痰等多种功效，常用于小便不利、淋浊带下、水肿胀满、暑湿泻痢、目赤障翳、痰热咳喘等病症的治疗。由于车前子有利尿作用，可以帮助排出体内多余的钠，从而降低血压。

杏仁

中医认为，杏仁味辛、苦、甘，性温，有止咳化痰、润肠通便的作用。现代研究发现，杏仁中含有丰富的维生素E和精氨酸，可以扩张血管、防止血小板凝集，减少脂蛋白的氧化，从而降低血压和血脂、防止血栓形成、降低心脏病风险。另外，甜杏仁还可调节胰岛素与血糖水平，辅助治疗糖尿病。

桃仁

桃仁味苦、甘，性平，归心、肝、大肠经，具有活血祛瘀、润肠通便、止咳平喘的功效。药理学研究发现，桃仁中含有苦杏仁苷、苦杏仁酶、油酸甘油酯、少量亚油酸甘油酯等有效成分，能明显增加脑血流量，降低血管阻力，明显延长出血及凝血时间，抑制血栓形成；还能改善肝脏表面微循环，促进胆汁分泌。桃仁中的脂肪油可润滑肠道、利于排毒和排便。

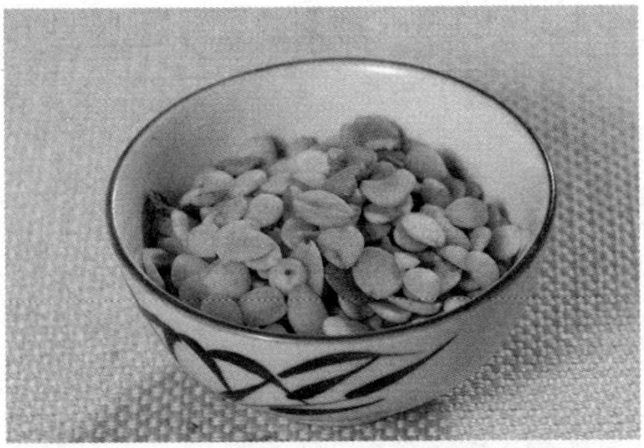

闲时喝杯降压茶

药茶就是按照疾病的不同，选取具有相应治疗功效的一味或者几味中草药，用开水冲泡后，当茶饮用，喝完可以再续水，直至喝到味道淡为止，有些中草药在泡完药茶之后，还可以嚼食。通过喝具有某种功效的药茶，可以起到治疗特定疾病的目的。喝药茶比起熬中药汤剂来说，更为方便一些，而且疗效也不比中药汤剂差。

利用单味中药或者将两种及以上单味中药配伍，制成降压茶饮服，对高血压有辅助治疗作用。患者可根据自己的病情来选择适合自己的药茶。比如平时头晕、头痛明显的高血压患者，可以选用葛根茶、决明茶等；高血压伴有肥胖的，可以选择荷叶茶等。另外要注意的是，应避免长时间连续喝一种药茶。在饮服半个月到一个月时，就应该停一周或两周左右，然后再喝，或者换另一种具有同样功效的药茶来代替。

枸杞茶

【**原料**】枸杞子10克，蜂蜜10毫升。

【**制法**】将枸杞子在清水中冲洗干净，放入杯中，加入开水300毫升，盖上盖闷10分钟；等到温度降至60℃以下时，加入蜂蜜，搅拌均匀即可。

【功效】降压、养肝、延缓高血压并发症的发生。

桑寄生茶

【原料】桑寄生2克。

【做法】将桑寄生在清水中冲洗干净，放入杯中，加入开水600毫升，加盖闷10分钟，之后温热饮用，喝完可续水。

【功效】用桑寄生泡水代茶饮，对高血压具有明显的辅助治疗疗效。

槐米大麦茶

【原料】槐米3克，生大麦10克。

【做法】槐米和生大麦放入杯中，加入开水500毫升冲泡，温热时当茶饮用，喝完可续水，直至味淡。

【功效】清热祛火、降压。

山楂茶

【原料】干山楂2片（中药店及大超市有售）。

【做法】干山楂放入杯中，加入开水500毫升，加盖闷10分钟，不烫时频频饮用。

【功效】降血压、助消化、降血脂。

荷叶茶

【原料】荷叶6克。

【做法】荷叶放入杯中，加水600毫升冲泡，当茶频频饮用，每日1剂。

【功效】荷叶茶能扩张血管、降低血压、减肥降脂。

葛根茶

【原料】葛根3克。

【做法】葛根放入杯中，加入500毫升水冲泡，当茶饮用，每日1剂。

【功效】止头痛、眩晕，降血压，改善脑部供血。

莲子心茶

【原料】莲子心3克，蜂蜜适量。

【做法】莲子心放入杯中，加入300毫升开水，冲泡约10分钟，水温降至60℃以下时，加入适量蜂蜜，调匀即可饮用。

【功效】清热、安神、强心、降压。

小贴士

莲子心药性寒凉，不宜久服，否则易损害脾胃。

决明子茶

【原料】决明子6克。

【做法】决明子放入杯中，加入适量开水冲泡，当茶频饮。

【功效】降血压、降血脂、清肝明目。对高血压伴有头晕目眩、视物不清者有良效。

菊花茶

【原料】杭白菊3～6克。

【做法】杭白菊放入杯中，加入适量开水冲泡，当茶频饮，喝完可续水，至味淡即可。

【功效】平肝明目、清热解毒，适用于高血压、动脉粥样硬化患者。

杜仲茶

【原料】 杜仲6克。

【做法】 杜仲稍微碾碎，放入杯中，加入适量开水冲泡，当茶频饮，喝完可续水，至味淡即可。

【功效】 养肝补肾、明目。

玉米须茶

【原料】 玉米须10克。

【做法】 玉米须放入锅中，加入适量开水煮10分钟，取汁，放温后饮用。

【功效】 止泻、止血、利尿、降压，对高血压伴有水肿以及高血压肾病有一定疗效。

马齿苋茶

【原料】 马齿苋6克，蜂蜜适量。

【做法】 马齿苋放入杯中，加入开水500毫升，加盖闷5分钟，不烫时加入蜂蜜，搅匀即可饮用。

【功效】 清热止泻、降压降脂。

三七花茶

【原料】 三七花3克。

【做法】 三七花放杯子中，加适量开水冲泡5分钟，温热时饮用，喝完可加水，至味淡即可。

【功效】 活血化瘀，降压降脂。

枸杞菊花茶

【原料】 枸杞子6克，菊花3克，冰糖适量。

【**做法**】枸杞子用清水冲洗干净，与菊花、冰糖一同放入杯中，加适量开水冲泡。

【**功效**】清肝、降压、明目。

灵芝茶

【**原料**】灵芝3克。

【**做法**】灵芝放杯中，加开水冲泡，当茶饮用，喝完续水，至无味即可。

【**功效**】降压，增强抵抗力。

决明蜂蜜茶

【**原料**】决明子3克，蜂蜜少许。

【**做法**】决明子碾碎，放入杯中，加开水适量冲泡，不烫时放入蜂蜜，搅匀后饮用。

【**功效**】降压通便，清火润肠。

葛根大麦茶

【**原料**】葛根3克，生大麦10克。

【**做法**】葛根和生大麦一同放入杯中，加开水适量，加盖闷10分钟，不烫时饮用，喝完续水，至味淡。

【**功效**】降血压、止眩晕。

玉须蝴蝶茶

【**原料**】干玉米须3克，纸蝴蝶3克。

【**做法**】玉米须和纸蝴蝶一同放入杯子中，加开水冲泡，当茶频饮，喝完续水，至味淡。

【**功效**】降压利水，消肿利咽。

黄芪茶

【原料】黄芪3克。

【做法】黄芪放入杯中，加开水适量冲泡，不烫时当茶饮用，每日1剂。

【功效】补气养血，调节血压。

冬瓜皮茶

【原料】冬瓜皮6克。

【做法】冬瓜皮洗净，放入杯中，加入开水500毫升，加盖闷5分钟之后饮用。

【功效】此茶适宜长期饮用，可降压、降脂、减肥。

钩藤茶

【原料】钩藤3克。

【做法】开水冲泡，当茶频饮。

【功效】降压止眩晕，对高血压伴有眩晕、头痛者有帮助。

夏枯草茶

【原料】夏枯草3克。

【做法】开水冲泡，当茶频饮。

【功效】清热降压，对高血压伴有心烦易怒、头晕头痛者效果明显。

玉须钩藤茶

【原料】玉米须3克，钩藤2克。

【做法】将两种中药放入杯中，加入300毫升开水，加盖闷10分钟，之后1次喝完。1剂药可冲2次，每日早、晚各喝1次。

【功效】降压、清热、利水，对高血压伴有眩晕、头痛以及下肢水肿者有良效。

枸杞桑菊茶

【原料】枸杞子3克，桑叶3克，菊花5克。

【做法】枸杞子去杂质，用清水冲洗干净，与桑叶和菊花一同入杯中，加开水冲泡，当茶频饮，喝完可续水，至味淡即可。

【功效】降三高，对高血压伴有糖尿病、高脂血症者效果明显。另外，高血压伴盗汗者也可服用此药茶。

罗汉果茶

【原料】罗汉果半个。

【做法】罗汉果打碎，放入杯中，加开水冲泡，当茶饮用。

【功效】清热降压利咽。

自制降压药膳

药膳是将中药与某些具有药用价值的食物相配伍，采用独特的饮食烹调方法制成的食物，是中医食疗最常见的一种形式。药膳“寓医于食”，既将药物作为食物，又将食物赋以药用，药借食力，食助药威，二者相辅相成，相得益彰；既具有较高的营养价值，又可防病治病、保健强身。我们所做的降压药膳，就是将具有降低血压、缓解高血压症状、延缓和治疗高血压

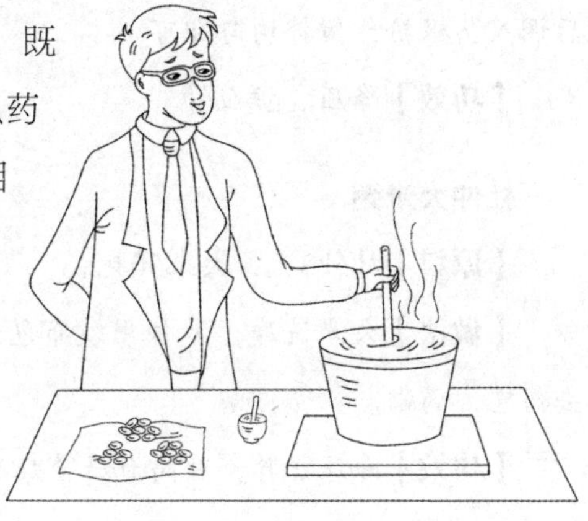

并发症的一些中药和药食同源的食物结合起来，做成各种不同形式（汤、粥、饮、菜以及主食等）的药膳。制作药膳时，中草药的使用量应严格控制，而食材多点少点倒是无所谓。由于药膳里面有中草药，因此制作药膳最好用砂锅，避免用铁锅、铝锅等，这样可以避免中草药与金属锅具发生化学反应，影响疗效或引发意外。另外，药膳毕竟含有药，因此，服食一段时间（最长1个月）后需要停至少一周时间，然后再续服，或者换别的药膳服食，以免对身体造成不良影响。

玉须钩藤粥

【原料】玉米须6克（鲜品加倍），钩藤2克，玉米楂30克。

【做法】钩藤用纱布包裹备用；锅内加适量水烧热，倒入玉米楂先煮10分钟，之后加入玉米须和钩藤药包，再煮10分钟即可。去药包，喝粥。

【功效】利水通淋、降压、止眩晕（高血压头晕）。

葛根山药粥

【原料】葛根粉10克，新鲜山药20克，粳米50克。

【做法】粳米先熬粥，快熟的时候加入鲜山药，再煮3～5分钟，关火后调入葛根粉，搅拌均匀即可。

【功效】降压、护血管。

杜仲大米粥

【原料】杜仲3克，大米50克。

【做法】大米洗净，杜仲用纱布包裹，一同入锅熬粥，至米熟之后，去药包，喝粥。

【功效】降压护肾，对高血压肾病有一定的辅助治疗作用。

山药糕

【原料】山药粉100克，茯苓粉20克，枸杞子15克、红枣5枚。

【做法】山药粉、茯苓粉混匀；红枣去核切碎；蒸锅上汽后，将混匀的山药和茯苓粉撒在锅里，约2厘米厚度，之后将红枣碎和枸杞子均匀撒上，最后上面再撒一层面粉。盖上锅盖，蒸20分钟即可。

【功效】健脾养肾、降压护肝。

天麻鸡

【原料】天麻3克，童子鸡1只，生姜、葱段、花椒、大料、食盐各适量。

【做法】童子鸡去毛及内脏，洗净，将天麻填入鸡腹，用牙签封口，放入锅内，加足量水，煮开后去浮沫，加入生姜、葱段、花椒、大料，转小火炖1小时，之后加入适量食盐，炖至鸡熟即可。去腹内药物，只吃鸡肉、喝汤。

【功效】降压、止眩晕、除耳鸣。

槐花冬瓜汤

【原料】槐花10克，冬瓜100克，食盐、生姜末、葱末各适量。

【做法】冬瓜带皮洗干净，切成大块，与生姜末和葱末一同放入锅内，加适量开水，中小火慢炖20分钟，之后将槐花放入汤中，再炖10分钟即可。

【功效】降压止血、防血栓、护血管。

天麻炖乳鸽

【原料】天麻3克，乳鸽2只，生姜、葱段、花椒、大料、食盐各适量。

【做法】天麻用纱布包裹；乳鸽去毛及内脏，洗干净；所有食材一同入锅，加入适量开水，小火慢炖至乳鸽熟即可，喝汤吃肉。

【功效】平肝、息风、降压。

海带决明汤

【原料】海带20克，决明子6克，食盐2克、葱花、香油各少许。

【做法】海带提前泡发，洗净，切成小片，与决明子一起放入开水锅中，小火慢炖至海带变软，加入葱花、食盐和香油调味即可。

【功效】清热降压、利尿通便、明目。

党参猪脚汤

【原料】党参3克，猪脚1只，植物油、生姜、葱段、五香粉、食盐各适量。

【做法】猪脚洗净，剁成块；党参用纱布包裹备用；锅烧热，加少许植物油，放入生姜和葱段煸香，加入猪脚和五香粉，翻炒片刻，之后加入适量开水以及党参药包，转成小火慢炖，快熟时加入食盐，炖至猪脚软烂即可。

【功效】补中益气，调畅气血、降压安神。

双仁粥

【原料】柏子仁、松子仁各9克，粳米50克。

【做法】粳米先熬粥，快熟的时候加入打碎的柏子仁和松子仁，再煮10分钟即可。温热时服食，每日1次。

【功效】通便润肠，适用于高血压伴有习惯性便秘者。

白扁豆薏仁粥

【原料】白扁豆30克，薏苡仁50克。

【做法】薏苡仁和白扁豆提前浸泡4小时，之后加水适量熬粥，粥熟即成。

【功效】利湿、降压、健脾。

决明冬瓜汤

【原料】决明子9克，冬瓜50克，食盐、香菜、香油各少许。

【做法】锅内加适量水烧开，加入决明子先熬20分钟，之后加入洗净切好的冬瓜块，煮至冬瓜变软，关火，加入少许食盐、香油和香菜，搅匀即可食用。

【功效】这道汤能健脾利湿，平肝降压。

葛根薏仁粥

【原料】葛根2克，薏苡仁30克，粳米50克。

【做法】薏苡仁提前浸泡4小时，之后与淘洗干净的粳米一同熬粥，煮开后加入葛根，转成中火慢熬，至米熟即可。

【功效】降压止痛，适宜高血压伴有头颈部疼痛者。

丹参粥

【原料】丹参3克，粳米50克。

【做法】丹参用纱布包裹，粳米淘洗干净，一同入开水锅中熬粥，粥熟后去药包。

【功效】活血化瘀，降脂降压。

山楂泽泻粥

【原料】山楂6克，泽泻3克，粳米50克。

【做法】泽泻用纱布包裹，与山楂和洗干净的粳米一同熬粥，粥熟后去药包即可。

【功效】利水降压，活血降脂。

荷叶冬瓜汤

【原料】干荷叶6克（鲜品加倍），带皮冬瓜50克，葱末、生姜末、食盐、香油、胡椒粉各少许。

【做法】冬瓜切成小块，与荷叶、葱末、生姜末一起放入开水锅中，煮10分钟，之后关火，加入食盐、香油、胡椒粉调味即可。

【功效】降压利水、降脂消肿。

杏仁膏

【原料】甜杏仁30克，干山楂100克，葛根粉80克，蜂蜜100毫升。

【做法】甜杏仁打碎，干山楂粉碾碎成末，与葛根粉混匀，加入500毫升凉水，调成糊状，之后倒入锅中，大火煮开后转小火煮5分钟，之后关火，加入蜂蜜，搅匀后放凉，装密封瓶备用。每次取15克，温水冲服，每日1次。

【功效】活血化瘀、降压止眩。

自制药枕降血压

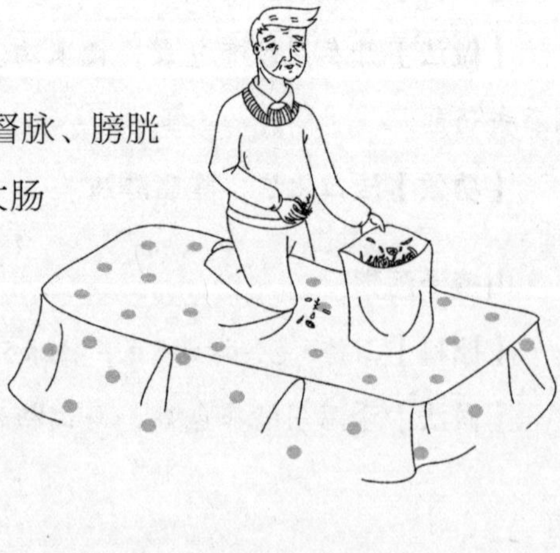

根据经络学说，头颈部位有督脉、膀胱经、胆经、肝经等经络通过，大肠经、小肠经、三焦经的经络也抵达颈肩部。药枕能缓缓地刺激局部穴位，使经络气血运行畅通，而且作用温和缓慢，作用时

间长，对降血压有很大的帮助，非常适宜高血压患者的日常保健治疗。以下介绍几种枕芯的做法，患者可以按照处方在中药店购买，每晚睡觉的时候使用，长期坚持，收效良好。

活血止痛枕

白芷、红花、川芎、厚朴、桑枝、防风、羌活各100克，石菖蒲80克，麻黄50克，将这些药物稍稍粉碎，混合，并加工使之软硬适度，制成药物枕芯即可。对高血压伴有颈项酸困不适、肢体麻木、头痛眩晕的患者有效。

除烦安神枕

用槐花350克（药店有干品出售）、绿豆500克研为粗末，装入枕芯。此药枕气味芳香，能清热凉血，可用于口干口苦、便秘、心烦失眠的高血压患者，尤其在夜晚难以入眠时用此枕，效果尤佳。

止痛开窍枕

益母草、泽兰各500克，晒干、捣碎，装入枕芯制成药枕。此药枕具有解毒祛风、开窍止痛的功效，适用于高血压伴有头痛、鼻塞等症的患者。

决明降压枕

决明子1000克、菊花500克，将两药捣碎，做成枕芯后，装入枕套即成。此枕有平肝、清热、降压之功效，适用于高血压伴有眩晕、头痛目赤、口苦便秘等症的患者。

小贴士

用药枕后耳朵痒是过敏

有些人发现枕完药枕之后，耳朵上、脸上、脖子上会出现一些小红疹子，而且十分瘙痒。这主要与患者对药枕中的某些成分过敏有关。药枕之所以能治病，是药枕中使用的大量中草药在发挥作用。虽然药枕疗法既能保健又能疗疾，但中草药所含的花粉、灰尘、芳香性挥发油类物质等，比较容易引发过敏反应，故过敏体质者慎用。

要提醒的是，药材遇潮后有可能变质发霉，因此要注意保持干燥。每周要将药枕在阳光下通风、曝晒，每次3小时以上，收纳前对药枕的正反面还要多加拍打，以去除灰尘。对于枕芯中的药物，有条件的至少6个月要换1次。过敏体质者使用药枕后，若出现皮疹、瘙痒、头昏脑涨、口鼻干燥等不良反应，应立即停用。

中药敷脚降血压

中医有敷脚降血压的治疗方法。根据中医辨证施治的理论，选择适当的中药研为细末，用食醋、温水、白酒等介质调匀，外敷双足底涌泉穴，通过药物的治疗作用和局部经络穴位的刺激作用，达到降压目的。下面介绍几种敷脚降压的方法。

方法一：

老姜100克（取汁）、夏枯草50克、吴茱萸30克、牛膝30克（研末），共调成糊状。每晚临睡前先用温水泡脚15分钟后，将药膏摊于麝香壮骨膏上敷贴于双侧足底涌泉穴处。次日清晨取下，连续贴敷7天为1个疗程，有一定疗效。

方法二：

吴茱萸15克、菊花10克、食醋适量。前二味药共研末，加入适量食醋调成糊状，于睡前敷于双足涌泉穴，无菌纱布覆盖，胶布固定，第二天早晨去除，每天1次，14天为1个疗程，间歇7天后再敷贴1个疗程，连续用药3个疗程。具有平肝息风的功效，适用于高血压伴有眩晕、头痛、易怒者。

方法三：

蓖麻仁50克、吴茱萸30克、冰片10克。将上药择净，捣碎，用温水调成糊状，于每晚临睡前敷于双足心涌泉穴，晨起除去。7天为1个疗程，连续用药2个疗程。具有祛风清热、平肝潜阳的作用，适用于高血压表现为面红目赤、小便发黄、大便干结者。

方法四：

吴茱萸30克、川芎20克、桃仁20克、山栀子12克、胡椒5克。将上药共研细末装入密封瓶备用。用时取药末10克，加入食醋适量调成稀糊状，于每晚临睡前外敷于双足心涌泉穴，覆盖纱布，用胶布固定。每天换药1次，10天为1个疗程，连续用药2个疗程。具有活血化瘀、引热下行的作用，适用于高血压头痛、眩晕者。

第四章
全身血管动起来

运动疗法是治疗高血压的基础疗法之一。然而在我国，很多高血压患者能做到控制饮食，却忽略运动。有些人甚至觉得，我每天都在动，没必要另外专门做运动，这种想法是非常错误的。坚持适量的运动，不仅可以预防高血压，对已经确诊的高血压患者，其降压效果也十分显著。美国西北大学芬伯格医学院的一项长达20年的研究表明，平时锻炼少、体质差的人罹患高血压的风险最高，而平时加强锻炼可将未来患高血压的风险降低34％。另外有研究表明，有规律地进行运动，可使高血压患者的血压平均下降4～9毫米汞柱。因此，建议大家为了健康，都动起来吧！

运动为啥能降压

高血压患者在患病期间定期进行适量的运动，可以增加体内降压物质（如牛磺酸、多巴胺、前列腺素E_2等）的分泌，这些物质都是利尿物质，可以促进钠的排泄，从而降低血压。同时，运动会引起出汗，这样血液中的水分减少，心脏每搏输出量也会减少，血压对血管壁的压力也会减小，从而减轻心脏和血管的负担。长期坚持适量运动还可以在一定程度上减少患者体内的肾上腺素、去甲肾上腺素等促进血压升高的升压物质的分泌，有利于血压的控制。高血压患者长期处于精神紧张状态，可造成中枢神经系统功能障碍，进而影响心血管系统的调节，运动可调节高血压患者的精神，缓解紧张情绪，消除焦虑和激动，在运动时，大脑皮层、中枢神经以及心血管运动神经的功能都能得到改善，增强大脑皮层对皮质下血管运动中枢的调节功能，使全身的小动脉血管舒张，使血压下降。

运动还能有效改善高血压患者体内的血液循环，使血液循环更加顺畅，减少血液中的总胆固醇和甘油三酯，增加好的胆固醇（高密度脂蛋白胆固醇），而且，运动还可以促进糖代谢，从而有效抑制和预防动脉粥样硬化，减少患上心血管疾病的危险因素。对于肥胖的高血压患者来说，运动可以更好地燃烧体内的脂肪，有利于减肥。

总之，运动对于高血压患者来讲，不仅有降压效果，而且还能改善患者的心肺功能，延缓高血压并发症的发生，预防其他很多慢性病症的发生。

如此运动能降压

要想通过运动有效降血压，以下几个要点要掌握。

◎**方式**

高血压患者宜进行有氧运动。有氧运动是指需要耗氧的运动，多为大肌肉群的运动，强度小，节奏慢，运动后心跳不过快、呼吸平缓的一般运动，如太极拳、广播体操、快走、慢跑、健身操等。有研究表明，坚持3个月以上有规律的有氧运动，可使收缩压降低8～10毫米汞柱，舒张压降低7～8毫米汞柱。高血压患者不适宜爆发力强、节奏快、强度大的无氧运动，如拳击、举重、百米快跑等。

◎**时间**

高血压患者运动时间以餐后1小时为最佳。此时不会出现低血糖的现象，并且也不会像刚吃完饭那么饱，有些食物已经在胃中消化，胃的负担没刚吃饱时那么重，这时运动不会导致胃部不适以及腹痛等现象。假如刚吃完饭就运动，则胃部的血液供应相应充足，脑部的血液相对缺乏，容易引起眩晕等问题，并且刚吃完饭运动易引起胃下垂。

◎**耗时**

高血压患者应该根据各自的病情、年龄、体重来制定运动量及运动时间。运动持续时间不宜过长，肥胖者一般运动40～60分钟；消瘦者运动20～30分钟；体重正常者运动30～40分钟；老年人（60岁以上）运动20～30分钟。

◎**频率**

高血压患者进行运动以每周3～5次为宜。一般来说，对轻中度高血压患者而言，每周运动3～5次即可，并且运动要循序渐进、持之以恒。对肥胖的高血压患者来说，假如没有严重的心脑疾病，在身体状况允许的情况下，应该每天坚持运动1次。

◎**强度**

高血压患者运动强度一定要以适中，强度过高会导致血压骤升，心率过快，有可能引发心脑血管意外；强度过低则起不到运动降血压的效果。

把握运动强度我们常用的方法有以下三种。

摸心率：运动中达到的脉率=170－患者年龄。举个例子，一位55岁的高血压患者，在不合并严重心血管疾病、身体素质良好的情况下，运动中应达到的脉率为170－55=115次/分，如果超过这个标准，则应适当降低运动强度。

交谈试验：这是衡量运动强度的一种简单方法。运动时刚好还能自然交谈，表示运动强度比较合适；如果运动中有交谈困难，表示运动强度太大，应该降低运动强度。

自我感觉衡量

①极大强度运动：最大耗氧量100%。非常吃力，不能坚持到运动结束。

②大强度运动：最大耗氧量80%。相当吃力，但能坚持到运动结束。

③中等强度运动：最大耗氧量40%～60%。有适度出汗，肌肉有略微酸胀的感觉。这是最有效的运动量。

④低强度运动：最大耗氧量20%。运动后无汗，脉搏也无明显变化，人有较轻松的感觉。

小贴士

以下每种运动在所列出的相应时间内锻炼，平均消耗约80千卡热量。随着运动时间的延长，所消耗的热量会逐渐增加。

①最低强度运动（约30分钟）：散步、做家务、开车、购物等。

②低强度运动（约20分钟）：跳交谊舞、平地骑车、打桌球等。

③中等强度运动（约锻炼10分钟）：平地慢跑、溜冰、做广播操、划船、打羽毛球等。

④高强度运动（约锻炼5分钟）：跳绳、游泳、举重、打篮球。

运动注意事项

◎不能“掐头少尾”

高血压患者运动前应有一个热身的过程，做5分钟准备活动，比如轻微活动一下腰、腿、髋关节等，之后再运动。运动要结束的时候，不能马上就停止，需要降低运动的速度及频率，缓慢结束运动。一般运动结束之后，还要做伸展活动及放松练习约10分钟。

◎有些患者不宜

收缩压>180毫米汞柱的高血压患者，原因不明的高血压患者，有高血压引起的心、脑、肾、血管等严重并发症的患者，这些人都不宜做运动。血压过高的应该在血压得到理想控制后再进行运动；不明原因的高血压患者，暂时不能运动，需要进一步查明血压升高的原因，以免运动引发意外；有严重并发症的高血压患者也不适宜做运动。

个性化运动任你挑

鉴于高血压是相当复杂的心血管综合征，可同时出现脂代谢、糖代谢紊乱等多种情况，可造成心、脑、肾等多器官损害，因此高血压患者制定运动方案不仅要考虑到高血压的严重程度，还必须全面综合各器官受损害程度、年龄因素等进行具体分析，因人而异、循序渐进，逐渐加大运动量，并以能耐受为度。只有采取个体化原则，才能达到有益健康的目的。如高 血压合并急性冠状动脉综合征时，需入院治疗并应卧床休息而不宜运动；相反，高血压合并稳定冠心病时，当血压控制在正常范围（最好能控制在<130/80毫米汞柱），可适当参加一些力所能及的运动。对于老年人，更应量力而行，只能逐渐增加运动量，不能操之过急。

轻度高血压患者

轻度高血压患者，是指收缩压和（或）舒张压在≥140/90毫米汞柱，且两值≤159/99毫米汞柱的患者。此类患者如果年龄不大、无器质性器官损伤、全身情况良好，除改变不良生活方式和给予降压药物治疗外（应将血压控制在<140/90毫米汞柱），可适当进行运动，包括游泳、打球、登山、慢跑、打太极拳等。

中度高血压患者

中度高血压患者，是指收缩压在160～179毫米汞柱，和（或）舒张压在100～109毫米汞柱的患者。对于中度高血压患者，首先应进行降压治疗，将血压至少控制在≤150/95毫米汞柱，最好能降到<140/90毫米汞柱。在血压降到较为安全范围内才可进行适当运动，因为血压过高时运动，有可能导致血压进一步升高，极易诱发严重并发症，如脑出血、心绞痛、心肌梗死等。

中度高血压患者经过治疗，血压已降到安全水平后，可考虑先进行少量运动，如慢速行走、打太极拳、做健身操等，适应后可逐渐加大运动量，如先逐渐延长散步时间和距离，然后可改为慢跑。还可以适当进行游泳、打乒乓球等自己喜欢的运动项目。但应注意的是，患者运动时一定要量力而行，切忌争强好胜。

重度高血压患者

重度高血压患者，其收缩压≥180毫米汞柱，和（或）舒张压≥110毫米汞柱。此类患者不适宜运动，应该好好休息，应尽快到医院进行诊治，尽早弄清楚高血压原因，及时进行降压治疗。只有当患者血压基本平稳控制后（<140/90毫米汞柱），才考虑适当进行体育锻炼，开始时可选择散步、室内运动，然后根据具体情况逐渐增加运动量。

总之，对于无高危因素的高血压患者，应将血压控制在<140/90毫米汞柱；如果合并冠心病、慢性肾病、糖尿病等情况，应控制在<130/80毫米汞柱。患者必须明白，高血压治疗降压是关键，并尽可能达标，运动是高血压综合治理中的一项措施，对于多数高血压患者，运动不能完全代替必要的药物治疗。

推荐运动项目

◎**步行**

步行是高血压患者最适宜的运动方式。这是因为步行时肌肉的收缩、舒张运动会给血管以良性刺激，有利于改善全身血液循环，增强血管弹性，促进冠状动脉血流的畅通，从而控制血压。步行还能增强下肢力量，提高关节灵活性，预防摔倒和骨质疏松。此外，步行时需要上下肢协调运动，不同的路面情况又会考验身体的灵敏度，因此对神经调节功能也有益处。而且步行运动量适中、安全度高，特别适合患有高血压的中老年人，每日步行半小时左右即可，患者可根据自己的身体情况选择步行的速度，若在步行的同时配合以下这些小动作，还能辅助治疗其他疾病。

⑴摆臂扩胸

以每分钟60～90步的速度步行，同时两臂用力前后摆动，然后做扩胸运动，同时做深呼吸，有助于增强上肢肌肉力量，甩掉多余脂肪，提高肩关节活动度，预防肩周炎，还可增强胸廓活动度，提高心肺功能，增大肺活量。

⑵按摩腹部

以每分钟30～60步的速度步行，同时两手按摩腹部，先顺时针后逆时针，每走一步按摩一圈，每次时间为3～5分钟。步行配合腹部按摩，能促进胃液分泌，加强胃肠道蠕动，有助于防治胃肠道慢性病（如慢性胃炎、便秘等）。

⑶左顾右盼

在步行时缓慢左右张望，每侧稍停几秒钟后即复位，先只用眼睛左右看，然后转动头部左右看，各做10～15次，有助于缓解肩颈部疼痛、僵硬，改善颈椎病。

(4)弯腰拾物

步行时好像看到路上有失落的东西，去弯腰拾起来。具体做法是先左脚上前，再随着弯腰，右手手指向左脚尖前着地，再缓慢直起腰来复位。弯腰拾物可使四肢关节、腰椎、骶椎都得到锻炼，防止关节附近肌肉僵化、酸痛，以更好地保护关节。

◎慢跑

慢跑的运动量比散步大，适用于轻症高血压患者。长期坚持慢跑，可使血压平稳下降，脉搏平稳，消化功能增强，高血压症状减轻。跑步时间可由少逐渐增多，以15～30分钟为宜，速度要慢，不要快跑。

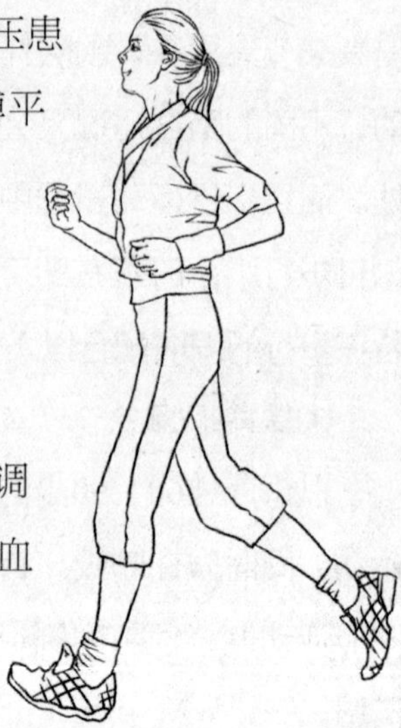

◎打太极拳

打太极拳对防治高血压有显著作用。据调查，长期练习太极拳的50～89岁的中老年人，其血压平均值明显低于同年龄组的不打太极拳的高血压患者。高血压患者打太极拳有三大好处：第一，太极拳动作柔和，全身肌肉放松能使血管放松，促进血压下降；第二，打太极拳时用意念引导动作，思想集中，心境宁静，有助于消除精神紧张因素对人体的刺激，有利血压下降；第三，太极拳包含着平衡性与协调性的动作，有助于改善高血压患者动作的平衡性和协调性。

◎游泳

游泳作为一项有氧运动，是一种全身性的锻炼。通过游泳可以改善血液循环，提高胃肠道消化吸收能力，改善人体各器官、系统的功能。在静水中，身体呈水平姿势前进受水压较轻，但水波对皮肤的压迫拍打可起到全身按摩作用。游泳还可促进全身血液循环，长期坚持可舒缓血管，降低血压。人在冷水中，身体还会消耗大量储存的糖原、燃烧脂肪，以产生热能，维持体温恒定。游泳时，水中的阻力是空气中的12倍，在12℃水中停留4分钟所散发的热能相当于同样温度陆地上1小时散发的热能。游泳时很少发生肌肉韧带拉伤，膝、髋部受到的重力震荡非常小，全身肌肉均参加运动，是有效的降血压、降血脂、减肥方式。

另类运动降血压

◎摇扇子

高血压患者除坚持按时服用降压药外，平时用手摇扇也可起到降压的效果。摇扇的时候，上肢肌肉有规律地运动，作用于大脑皮层和皮下血管运动中枢，可调节大脑皮层的兴奋与抑制过程，调整自主神经系统功能，从而使毛细血管和小动脉的张力降低，减少外周血管阻力，促使血压下降。摇扇时还能扩张骨骼肌血管，降低血液黏稠度，改善微循环。另外，摇扇能降低人体对外界刺激的应激反应，稳定情绪，消除焦虑状态，去除血压升高的危险因素。夏季手中拿把扇子摇，既可以降低血压，也可以消暑降温。其他三季，可以只做摇扇子的动作，而实际手中不需拿扇了。

◎**爬行**

医学研究表明，人在爬行时，全身70%的血液与心脏都处于同一水平位置，大大减轻了心血管系统的工作量，能使血液循环加快，降低血压，这对脑部供血不足、高血压、冠心病、动脉粥样硬化等疾病有一定的疗效；还可以刺激大脑，阻止和延缓脑细胞的退化过程。而且由于负担减轻，脊椎得到了保护。爬行时四肢同时着地，呼吸功能也由胸式呼吸改为腹式呼吸，大大增加了氧气的摄入量，使机体其他器官的功能也得到加强。

练习爬行的时候，可以在家里地板上或者在外面草坪上练习，也可以在擦地的时候练习。初练的时候，要掌握运动量，一般先爬行2～3分钟，循序渐进，等手、脚配合熟练了，再增加运动量，爬7～8分钟就可以了。经过半年的锻炼，全身各部位完全配合默契后，还可练习倒着爬。需要注意的是，在爬行的时候，速度要放慢，头部要抬高。

◎**龟息法**

龟息法属于仿生气功。《脉望》载："牛虽有耳，而息之以鼻；龟虽有鼻，而息之以耳。凡言龟息者，当以耳言也。"意思是说，龟息导引，要以听息为之。《芝田录》亦言："睡则气以耳出，名龟息，必大龟寿。"龟息法中含有好多个方法，其中有两种非常适宜高血压患者用来日常练习。

方法一：俯息蛰藏

患者俯卧，两臂上抬屈肘，掌心向下，分别置于两耳旁。两腿自然伸直，全身极度放松。待到心无杂念时，口微闭，以舌在上下牙龈处徐徐搅动，待津液满口后，先缓缓吸一口气，随津液下降至丹田。再缓缓进行深长呼气，将气吐尽，全身也随呼气而极度放松。此时，宁神静听呼吸的声音，持续10分钟。此法对高血压、失眠等病症有一定效果。

方法二：神龟出水

患者俯卧，两臂上抬屈肘，掌心向下，分别置于两耳旁。两腿自然伸直，全身极度放松，缓缓以鼻吸气。吸气时，上身向后舒展，引颈前伸，徐徐抬头，上半身也逐渐随之抬起，但必须以腰背发力。待不能支撑时，再用臂力支撑，双目极力向上远眺。接着头微低，肩项松弛，缓缓呼气的同时，吞津或咽气一口，再轻轻吸入一口气。这口气，似随津液下沉于丹田，再缓缓做深长呼气。将气吐尽的同时，恢复俯卧姿势，全身松弛。在保持自然状态下，轻松自然呼吸3～5次。此法对高血压伴有便秘、腰背疼痛者有良效。

◎转脚踝

脚踝是下半身血液流通的重要关口，如果脚踝柔软富有弹性，回流心脏的静脉血液便能顺利流过脚踝；如果脚踝衰老僵硬，血液瘀滞在脚踝附近，长久下去可使心脏负担加重，不利于控制高血压。经常活动脚踝，不仅可以缓解高血压症状，还可以强身健体、延年益寿。中医理论认为，脚踝以下分布的很多穴位都有助于降压，转动脚踝的时候，可以刺激这些穴位，从而起到降低血压的目的。因此，高血压患者可以每天转转脚踝来辅助降血压。

旋转脚踝的时候，患者可坐在椅子上或躺在床上，将双脚离地，先逆时针，后顺时针，然后一侧逆时针一侧顺时针做旋转运动，每次5分钟，每日2次。

◎伸懒腰

伸懒腰是锻炼心肺功能、降低血压的一种简单有效的方法。伸懒腰可以伸展腰部、活动筋骨、放松脊柱，而且可使人体的胸腔对心、肺进行挤压，利于心脏的充分运动，泵出更多的血液供给组织器官。伸懒腰时骨骼肌的收缩推动血液通过静脉，对降低血压十分有益。另外，伸懒腰时能使更多含氧的血液供给大脑，对高血压并发的脑血管疾病也有预防作用。

伸懒腰的时候，头部尽量向后仰，双肘过肩、两臂尽量往上举，脊柱也尽可能地反折后仰，然后根据个人的耐受力保持全身绷紧状态3～6秒钟。需要注意的是，伸懒腰的时候，动作要慢，尤其是60岁以上的老人，动作更应该慢，越慢越好。

第五章
会吃也能降血压

对于高血压患者来说，调整日常的饮食是控制高血压必不可少的一个步骤。患者一要掌握高血压的食疗原则，避免会导致或加重高血压的一些饮食；二要学会利用食物降血压。我们身边的很多天然食物都具有降血压的功效，比起药物疗法来，无副作用、安全可靠，能够帮助您稳定血压，何乐而不为呢！

这样吃才能稳血压

少吃盐，口味淡

吃盐过多是高血压的致病因素，而控制盐摄入量有利于降低和稳定血压。临床实验表明，高血压病人每日食盐量由原来的10.5克降低到5克以下，可使平均收缩压降低4～6毫米汞柱。

人每天摄食的盐分，主要是氯化钠，若吃进过多的钠盐，可以因钠分子浓度的增加造成水分潴留，导致血管平滑肌肿胀，血管腔变细，血液流动的阻力增加；同时，由于血管内水量的相应增加使血容量增加，直接加重了心脏和肾脏的工作负担，从而使血压升高。研究结果表明，在人群中约有20%的人吃盐多了会患上高血压，这部分人医学上称为盐敏感者，而约80%的人吃饭稍咸一些并不一定会患上高血压。但目前在人群中还无法区分盐敏感者和不敏感者，因此，从预防高血压的角度应控制食盐的摄入量，改变饮食“口重”的习惯。对于已经确诊为高血压的患者，低盐饮食更是控制高血压必不可少的环节。临床研究证明，在高血压早期或对轻度高血压患者，单纯限盐即可使血压恢复正常。而对中、重度高血压患者，限制盐的摄入量，不仅可提高降压药物的疗效，还可使服用降压药物的剂量减少，这样可大大减少降压药物的副作用和药品费用，减少药物对肝肾的损害以及减轻患者的经济负担。所以，无论是从预防高血压的角度，还是从治疗高血压的角度，低盐饮食都是有百益而无一害的。

根据世界卫生组织的建议，每人每天的盐摄入量应控制在5克以下。这5克，不单单是指菜肴中所放食盐的量，还包括一些外购食品的含盐量，比如饼干、咸菜、酱油、味精等。很多市售的盐都会附赠一个2克定量盐勺，在家烹饪时，可以用盐勺来称量。另外，下面附上一些常见食品的含盐量，可以对照一下，便于掌握实际摄盐量。

小贴士

常见食品含盐量（克/100克）

◎速食食品：方便面2.9、油条1.5、咸大饼1.5、咸面包1.3、麦胚面包1.2、法式面包1.2、牛奶饼干1.0、苏打饼干0.8。

◎肉类：咖喱牛肉干5.3、老年保健肉松5.3、咸肉4.9、牛肉松4.9、太仓肉松4.8、福建肉松3.6、火腿2.8、午餐肉2.5、酱牛肉2.2、叉烧肉2.1、广东香肠2.0、火腿肠2.0、生腊肉1.9、小红肠1.7、红肠1.3。

◎鱼虾类：咸鱼13.5、虾皮12.8、虾米12.4、鱼片干5.9、鱿鱼干2.5、虾油2.4、龙虾片1.6。

◎禽类：烧鹅6.1、鸡肉松4.3、盐水鸭4.0、酱鸭2.5、扒鸡2.5、北京烤鸭2.1、烤鸡1.2。

◎豆制品：臭豆腐5.1、五香豆4.1、素火腿1.7、豆腐干1.6、兰花豆1.4、素鸡1.0。

◎蛋类：咸鸭蛋6.9、皮蛋1.4。

◎酱菜类：酱萝卜17.5、苔条12.6、酱莴苣11.8、榨菜10.8、酱大头菜11.7、什锦菜10.4、萝卜干10.2、酱黄瓜9.6、乳黄瓜7.8、酱瓜6.4、腌雪里蕻8.4。

◎坚果：炒葵花子3.4、核桃1.1、花生米1.1、腰果0.6。

◎调味品：味精20.7、豆瓣酱15.3、酱油（平均）14.6、辣酱8.2、花生酱5.9、甜面酱5.3、五香豆豉4.1、陈醋2.0。

◎腐乳：红腐乳7.9、桂林腐乳7.6、白腐乳6.2。

注：以上常见食物中的含盐量是从食物中测得的含钠量再折算成氯化钠的数据所得。

知道了少吃盐的必要性，如何做才能少吃些盐呢？少吃盐有妙招，不妨试试看。

借用瓶盖衡量

很多人做菜放盐都是凭手感、估算，这是不可取的，很容易放盐过量。因此，我们可以借助一些容器来衡量。按照世界卫生组织推荐，人均日摄盐量应少于5克。目前低钠盐中带有控盐勺，1勺为2克。假如买不到低钠盐，可以用啤酒瓶的盖子代替（啤酒瓶的盖子去掉那层胶垫，装满是6克，可自行减少）；另外，很多矿泉水瓶、饮料瓶的瓶盖容量一般为4~5克。

菜出锅前放盐

要减少盐的摄入量，烹饪时需要掌握一个技巧，就是不要早早放盐，而是在菜出锅前再放盐。放盐的时机会影响到菜肴的口感和风味，要达到同样的咸味，晚放盐比早放盐用的量要少。这是因为人味蕾上的咸味感受器会跟食物表面附着的钠离子发生作用，如果晚放盐，盐分没有深入到食物内部，舌头可以感觉到咸味，这样就可以在同样的咸度下减少盐的用量。若早放盐，则不少盐分已经深入食品内部，使人们在无意间吃下更多的盐。因此，建议大家炒菜的时候最好在出锅前再放盐。

吃低钠盐

吃盐过量对健康的危害主要是盐中钠离子搞的鬼。现在我国北京、天津、上海、江苏、浙江、西藏等地在推广一种“低钠盐”，虽然钠含量减少35%~40%，但咸味减少得并不多，比较适合不愿意改变口味的人群。对于中老年人和患有高血压、冠心病、中风后遗症等病症的人群来说，更适宜吃低钠盐。不过，由于低钠盐中钾离子的含量高过普通盐，尿毒症、肾功能受损等肾脏病患者不适宜吃。

减少外出就餐次数

改变口味，是减盐最重要的方法。在我国各大菜系中，湘菜、川菜、东北菜比较火，这些菜系有一个共同的特点，口味重。经常在外就餐的人，当习惯这种重口味后，再吃清淡的饭菜就觉得不开胃、没味道，于是偶尔在家做饭吃，不由自主就要在菜中多加两勺盐才够味。少在外就餐的意义，不只是减少在外吃的那几顿饭摄入的盐，更重要的是让你的“重口味”回归清淡，口味是可以培养，逐渐习惯成自然的。

少吃肉，多吃菜

高血压患者适宜清淡饮食，要少吃肉，多吃蔬菜和水果，这对于血压的控制十分有益。过多地摄入肉类食物，会使热量过剩，过多的脂肪在体内堆积，使血液循环量相应地增加，亦使小动脉的外围阻力增加，心脏必须加强泵血，增加心搏出量，以保证外周组织的血液供应。由此而致的小动脉硬化及左心室肥厚，促使高血压发生。另外，过多地摄入肉类食物还会造成肥胖，肥胖的人大都存在一定程度的水钠潴留，这就进一步增加了循环血量，使血压升高更为严重。而蔬菜、水果含有多种对降血压有利的营养素，如维生素C、维生素E、钙、磷、铁、镁、锌、硒以及膳食纤维，有助于降低血压。并且蔬菜、水果的热量低，脂肪含量少或者几乎没有，不会引起体内的脂肪堆积。因此建议广大高血压患者要少吃肉，多吃菜和水果。但是我们说少吃肉并不是绝对不吃，肉类中的蛋白质大多为优质蛋白，并且还含有人体必需的铁、锌、硒、牛磺酸等营养成分，能为人体提供丰富的营养，维持人体正常的生理功能，因此吃肉只要适量即可，每日控制在50～100克。

小贴士

吃肉别只吃“红肉”

我们主张高血压患者少吃肉，但是吃肉的话，别只吃猪、牛、羊这类“红肉”，还应该适当吃一些鸡、鸭、鱼等“白肉”。“白肉”所含的饱和脂肪少，不饱和脂肪多，更有利于高血压患者的健康。但要注意，这样吃并不意味着要走向另一个极端——完全拒绝吃红肉，红肉富含矿物质尤其是铁元素，是白肉不能替代的。此外，饱和脂肪与不饱和脂肪含量是相对的，几乎所有天然脂肪食物都同时含有二者。因此，吃肉应该做到的是全面。

饮食有节

高血压患者的饮食要做到一日三餐定时、定量，不可过饥，也不可过饱，尤其是要避免暴饮暴食。高血压患者吃得过饱，会增加心脏的负担，因为进食后需要消化，大部分血液便集中于肠道，对于心脏的供血就随之减少，从而影响血压的稳定；同时，高血压患者很容易患冠心病，有些患者还可能合并有动脉粥样硬化、斑块或血管狭窄等，当心脏的供血量减少时，就会给本已超负荷工作的心脏造成更大健康隐患。另外，吃得过饱还会使血脂水平增高，引起患者体内血流减慢、血液瘀滞，久而久之就容易形成高脂血症；血流变慢，还会使红细胞、血小板等血中的成分易于聚集，形成血栓。因此，高血压患者一定要做到饮食有节，这个“节”包括两个意思，一为饮食有节律，有规律，别一顿晚一顿早的；二是有节制，别吃得过饱，每顿饭7分饱即可。

高血压患者不能缺少的营养素

蛋白质

蛋白质与血压之间存在着密不可分的联系。食物中长期缺乏蛋白质，可引起高血压病，特别是动物蛋白质的摄入量，直接影响着血压的高低。流行病学调查发现，含有丰富动物蛋白质的鱼肉，具有很好的降压作用。大量研究表明，蛋白质具有一定的降压作用。国人蛋白质的摄入量普遍不足，而钠盐的摄入量则明显偏高，特别是我国北方地区，这一现象更加突出，这就导致了我国高血压病的发病率明显高于欧美国家。由此可见，调整饮食结构，增加蛋白质的摄入量，对预防高血压是非常重要的。

蛋、奶、肉、鱼等中的动物蛋白质，以及大豆蛋白质都是优质蛋白，容易被人体吸收和利用。

不饱和脂肪酸

过量摄入饱和脂肪酸，对控制血压及血总胆固醇水平非常不利，而摄入充足的不饱和脂肪酸不仅有利于高血压的治疗，还可以防治动脉粥样硬化、高脂血症以及高血压并发的多种心脑血管病症。

不饱和脂肪酸是构成体内脂肪的一种脂肪酸，人体必需的脂肪酸。不饱和脂肪酸根据双键个数的不同，分为单不饱和脂肪酸和多不饱和脂肪酸两种。多不饱和脂肪酸根据双键的位置及功能又分为ω-6系列和ω-3系列。食物脂肪中，单不饱和脂肪酸有油酸，多不饱和脂肪酸中，亚油酸和花生四烯酸属ω-6系列，亚麻酸、二十二碳六烯酸（DHA）、二十碳五烯酸（EPA）属ω-3系列。不饱和脂肪酸能降低血液中对人体有害的胆固醇和甘油三酯，并提高对人体有益的高密度脂蛋白的含量；还能防止脂肪沉积在血管壁内，抑制动脉粥样硬化的形成和发展，增强血管的弹性和韧性，防止血小板过度凝聚；对高血压、动脉粥样硬化、冠心病、脑血栓、脑梗死、心肌梗死等心脑血管疾病均有不可估量的防治作用。另外，多不饱和脂肪酸中的DHA是视网膜的重要组成部分，对活化视网膜细胞有帮助，对老年性眼花、视力模糊、青光眼、白内障以及高血压眼病、糖尿病眼病均有防治作用。

常见的含不饱和脂肪酸的食物有以下几类。海产品：甲鱼、海带、紫菜及各种海鱼。蔬菜：大蒜、洋葱、大葱、菜花、韭菜、姜、萝卜、番茄、冬瓜、香菇、花菇。豆类：黄豆、红小豆、绿豆、蚕豆、豌豆、芸豆。水果：山楂、橘子。其他：燕麦、葵花子、芝麻、核桃、茶叶等。

锌

锌是人体必需的微量元素之一，在体内有着多种重要的生理功能，它参与多种酶的构成和激活，是肾上腺皮质激素的固有成分和功能单位。血管紧张素转换酶的活性部位含有锌，可通过肾素 - 血管紧张素系统参与血压的调节，锌也参与免疫功能的调节，间接影响血压。研究认为，锌是血压的保护因子，高血压患者血锌含量降低，可能导致血压升高，由此可见，低血锌与高血压的发生有关。因此，高血压患者在日常饮食中要注重锌元素的补充。

锌元素主要存在于海产品及动物性食物中，其他食物里含锌量很少。在所有食物中，牡蛎含锌最高，动物性食物含锌量普遍较多，每100克动物性食物中大约含锌3～5毫克，并且动物性蛋白质分解后所产生的氨基酸还能促进锌的吸收。植物性食物中锌较少，每100克植物性食物中大约含锌1毫克。各种植物性食物中含锌量比较高的有豆类、花生、小米、萝卜、大白菜等。动物性食物中锌吸收率也比植物性食物高，如肉类中锌的吸收率高达30%~40%，而植物性食物吸收率一般只有10%~20%。

常见的含锌高的食物有牡蛎、牛肉、猪肝、鸡肝、猪瘦肉、蛋黄、牛奶、花生、芝麻、核桃、紫菜、海带、萝卜等。

铬

铬与高血压之间的直接关系目前尚不清楚，但是缺铬会导致糖尿病、动脉粥样硬化、白内障等高血压的“兄弟病”。铬是人体内必需的微量元素之一，在维持人体健康方面发挥着重要作用。铬是重要的血糖调节剂，是葡萄糖耐量因子的组成成分，它可促进胰岛素在体内充分地发挥作用。当体内缺乏铬时，就很容易出现糖代谢失调，没有及时得到补充则有患糖尿病的可能，还会诱发冠状动脉粥样硬化导致心血管病，严重的甚至会导致白内障、失明、尿毒症等并发症。

铬的丰富来源有干酪、蛋白类和动物肝脏，良好来源有苹果皮、香蕉、牛肉、啤酒、面包、红糖、黄油、鸡肉、玉米粉、面粉、土豆、植物油、小麦、花生、蘑菇等，一般来源有胡萝卜、青豆、柑橘、菠菜和草莓等，微量来源有大部分的水果和蔬菜、牛奶及糖。

钙

钙是人体必需的常量元素。缺钙会造成反常的钙内流，导致钙在血管内壁细胞和平滑肌细胞内反常积存，引起血管收缩，血管外周阻力增大，血压异常升高。持续的钙内流，促使血管壁弹性纤维和内皮细胞钙化、变性，甚至出现断裂。外周阻力进一步增大，血压持续升高。由于血管内壁损伤，脂类通透性增大，血脂浸入血管壁的损伤处，造成胆固醇和其他脂类物质在血管壁上沉积。血管内皮细胞损伤后会分泌内皮素和某些激活因子，引起血小板和白细胞在血管壁上黏附、聚集。血管内皮细胞损伤还可以激活补偿性生理反应，促使血管平滑肌和成纤维细胞反常增生和内膜下移位，致使动脉管壁增厚、变硬，于是就形成了动脉粥样硬化。国内外多项研究表明，增加钙的摄入量，有助于控制高血压。

日常食物中，钙的来源以奶及奶制品质量最好，奶类不但含钙丰富，且吸收率高，是钙质的良好来源。蛋黄、鱼贝类（泥鳅、蚌、螺）含钙量也很高，虾皮含钙量虽高，但不易被人体吸收。其他含钙高的食物还有豆制品、坚果类食物（如花生仁、核桃仁）、海带、紫菜、金针菜、萝卜、香菇、木耳、西蓝花、芥蓝、苋菜 、菠菜等。另外，老百姓都认为动物骨骼如猪骨、鸡骨等钙含量很高，于是经常炖骨头汤喝，其实动物骨骼中的钙极难溶解于水，假如我们在熬骨头汤时适量加些醋，可使骨头中的钙少量溶解到骨头汤里，才有些补钙的作用。

硒

硒是人体必需的微量元素之一。硒元素的缺乏与高血压发病密切相关。硒具有抗脂质过氧化、保护血管内皮细胞、抑制血小板聚集等作用，还能清除人体代谢产生的大量毒素和废物，防治动脉血管硬化、高血压、冠心病以及其他心脑血管疾病。人体内缺乏硒元素，会导致氧自由基生成过多，血管内皮受损、血液黏稠度增加、血小板聚集性增加，这些都是血压升高的病理基础。另外，有研究表明，高血压患者血浆硒水平明显低于健康人。补硒不仅有助于高血压患者的血压下降至正常，还可降低妊娠高血压的发病率。

我国营养学会推荐的硒摄入量（成人）为50～200微克／天。但有关于我国13个省市关于硒摄入量的调查显示，我国成人每日硒摄入量却不足20微克。人体中硒主要从日常饮食中获得，因此，食物中硒的含量直接影响了人们日常硒的摄入量。

含硒高的食物有龙虾、鱼及一些甲壳类水产品；其次是动物的心、肝、肾等脏器；蔬菜中如荠菜、芦笋、豌豆、大白菜、南瓜、洋葱、番茄等也含一定量的硒；谷物的糠皮中也含有少量硒。在含硒的食物中，蛋类含硒量高于肉类，每100克食物中，猪肉含硒约10.6微克，鸡蛋含硒约23.6微克，鸭蛋含硒约30.7微克，鹅蛋含硒约33.6微克。

镁

镁是人体必需的矿物质之一，对心脏血管具有重要的保护作用，有"心血管卫士"之称。镁能降低血压是因为镁能稳定血管平滑肌细胞膜上的钙通道，激活钙泵，排出钙离子，泵入钾离子，限制钠内流，镁还能减少应激状态诱导的去甲肾上腺素的释放，从而起到降压的作用。

饮食中缺少镁的人，不仅血压易偏高，还有患冠心病、高脂血症、心肌梗死、糖尿病等多种病症的风险。研究发现，因心肌梗死等病而死亡的患者，心脏中镁的含量远低于正常人。近年来，国外科学家研究指出，人到中年以后要增加"镁"食，可有效预防高血压等多种心血管疾病。另有研究显示，对轻、中度高血压者补充镁，能使血压下降。可见，高血压与镁之间的关系十分密切，高血压患者应补充镁元素。

在常见的食物中，紫菜含镁量最高，每100克含460毫克，被誉为"镁元素的宝库"。另外，含镁丰富且其他营养素均较齐全的食物有荞麦、小米、玉米、高粱面、黄豆、黑豆、蚕豆、豌豆、豇豆、豆腐、雪里蕻、冬菜、苋菜、芥菜、辣椒、干蘑菇、冬菇、紫菜、杨桃、桂圆、花生、核桃仁、虾米、芝麻酱等。

钾

钾是人体必需的微量元素之一。人体内的钾和钠有密切的关系，大家都知道钠摄入过多是升高血压最主要的原因，增加钾的摄入能促进钠的排泄，抑制钠的升压效应从而降低血压。另外，钾还有软化血管、增加血管弹性的作用，这也有利于血压的控制。

许多学者对钾与血压的关系进行了研究，结果发现尿钾与血压呈负相关。更有趣的是每1毫摩/升钾的降压作用，为1毫摩/升钠的升压作用的3倍。2012年美国加利福尼亚州蒙特利的美国心脏病学讨论会上的报告也指出，高血压的典型特征是动脉壁增厚，但当给予足量的钾后，动脉壁便不再继续增厚，这是因为钾对血管有保护作用，可防止动脉壁不受血压的机械性损伤，从而降低了高血压病人脑卒中的发病率。另外，有研究发现，补充钾不仅能拮抗血压升高，还能改善动脉血管的内皮依赖和非内皮依赖性舒张功能，甚至使内皮依赖性舒张功能完全恢复正常。由此可见，高血压病人适当增加钾的摄入量是十分有益的。有些高血压病人由于持续服用利尿剂、降压药，使排尿增多，钾随之排出，发生低钾血症倾向的可能性更大，所以，服用这类药物治疗的病人，更应注意补钾。

常见的富含钾的食物有：玉米、荞麦、黄豆及其制品、红小豆、绿豆、豌豆、蚕豆、花生、牛奶、红枣、栗子、茶叶、海带、紫菜、黑木耳、银耳、香菇、芋艿、慈姑、山药、笋、冬瓜、番茄、油菜、菠菜、苋菜、西瓜、橘子、柠檬、菠萝、香蕉、广柑、柚子、梨、枇杷、沙果、海棠果等。

维生素C

国外一项新研究发现，补充维生素C有助于降低血压，辅助治疗高血压病。新研究对29项不同的临床实验结果进行了详细梳理分析，这些研究涉及1400多名22～74岁的参试者。实验中，在为期8周的时间内，参试者每天补充500毫克维生素C。结果发现，高血压参试者的收缩压和舒张压分别下降了5%和1.7%。之前有多项其他研究也表明，通过食物或补充剂摄入较多维生素C的人，其血压水平相对较低。

成年女性每天应摄入75毫克维生素C，成年男性应每天摄入90毫克维生素C。维生素C常见于蔬菜水果中，其中鲜枣、红辣椒、橙子、葡萄柚、猕猴桃是维生素C最好的食物来源。另外，红果、草莓、酸枣、沙棘、番茄、菠菜、菜花、苋菜、苜蓿以及其他绿叶蔬菜中维生素C的含量也很丰富。

维生素E

维生素E是一种很重要的血管扩张剂和抗凝血剂。国外报道称，每天摄入维生素E 100毫克以上，能够减慢冠状动脉粥样硬化的进展。每日补充维生素C或多种维生素则不能减慢冠状动脉粥样硬化的进展。另据报道，每日给动脉硬化症患者服用维生素E 200毫克和维生素A 9万单位，6～10周后患者头痛、失眠、眩晕、耳鸣等症状会减轻，血压下降、血中胆固醇水平下降。对心功能不全及心绞痛患者，每天给予维生素E 200～400毫克，可使运动负荷量增加，心绞痛消失，并有利尿作用。所以，吃维生素E对高血压患者有益无害。

人体代谢过程中产生的自由基，不仅可引起生物膜脂质过氧化，破坏细胞膜的结构和功能，形成脂褐素；而且易使蛋白质变形，酶和激素失活，免疫力下降，代谢失常，促使机体衰老。

富含维生素E的食物有：果蔬、坚果、瘦肉、乳类、蛋类、压榨植物油等。果蔬包括猕猴桃、菠菜、圆白菜、莴苣、甘薯、山药等。坚果包括杏仁、榛子和胡桃等。

压榨植物油包括葵花子油、芝麻油、玉米油、橄榄油、花生油、山茶油等。此外，红花油、大豆油、棉籽油、小麦胚芽油、鱼肝油都有一定含量的维生素E，含量最为丰富的是小麦胚芽，通常从菜油、大豆油中获得。

牛磺酸

牛磺酸是一种与众不同的氨基酸，它不像普通的氨基酸主要用于构建细胞组织，而是充当管理细胞的“警察”角色。牛磺酸是蛋氨酸代谢的终极产物，蛋氨酸代谢产生副产品高半胱氨酸，在B族维生素的参与下，继续分解为半胱氨酸，最终生成牛磺酸。牛磺酸起着维持电解质平衡、调节钾与钠比例、驱逐多余钠离子和保持血钙稳定的“警察”作用。牛磺酸还有天然的利尿作用，能够降低和平衡血压、保护心肌、增强心脏动力。临床观察表明，牛磺酸补充剂的降压作用不亚于降压药，它没有毒性，不会造成营养流失，因而没有副作用。牛磺酸还可与胰岛素受体结合，促进细胞摄取和利用葡萄糖，加速糖酵解，降低血糖浓度。研究表明，牛磺酸具有一定的降血糖作用，且不依赖于增加胰岛素的释放。人体器官中，心脏含牛磺酸最多，另外，眼睛视网膜中存在大量牛磺酸，缺乏时可发生视力衰退、斑点退化或夜盲。

贝壳类和海鲜是牛磺酸的主要来源，其次是蛋类和肉类。所以，偏素食的人容易缺乏牛磺酸。牛磺酸主要从尿液中排出，所以糖尿病患者和服用利尿剂的高血压患者尤其缺乏牛磺酸。因此，素食者、糖尿病和高血压患者容易发生血管和眼睛病变。

芦丁

芦丁具有降低毛细血管脆性和通透性，保持及恢复毛细血管的正常弹性，改善微循环的作用，可用于高血压、糖尿病、脑出血等的辅助治疗。另外，芦丁还可抑制血小板的聚集，有防止血栓形成的作用。同时能对抗5-羟色胺缓激肽引起的血管损伤，增加毛细血管抵抗力，防止血管通透性升高引起的水肿。

常见的富含芦丁的食物有：荞麦、芦笋、枣、茄子、番茄、青椒、茶叶、黑莓、葡萄、山楂、柑橘类水果、杏、樱桃、李子等。

食物降压效果好

芹菜：廉价降压菜

《本草推陈》中记载："芹菜治肝阳头昏，面红目赤，头重脚轻，行走飘摇"等症，这些症状与现代医学所指的高血压病症状正好一致。现代医学也已证实，芹菜确有降血压的作用，对原发性高血压以及更年期高血压均有一定疗效。芹菜中含有的芹菜素是一种黄酮类化合物，有"植物雌激素"之称，具有降血压、预防动脉粥样硬化的作用。实验表明，芹菜素可抑制血管平滑肌细胞的增殖，而血管平滑肌细胞的异常增殖是引发动脉粥样硬化和其他血管疾病的一个重要原因。这说明芹菜在防治高血压、动脉粥样硬化等心血管疾病方面有重要的作用。

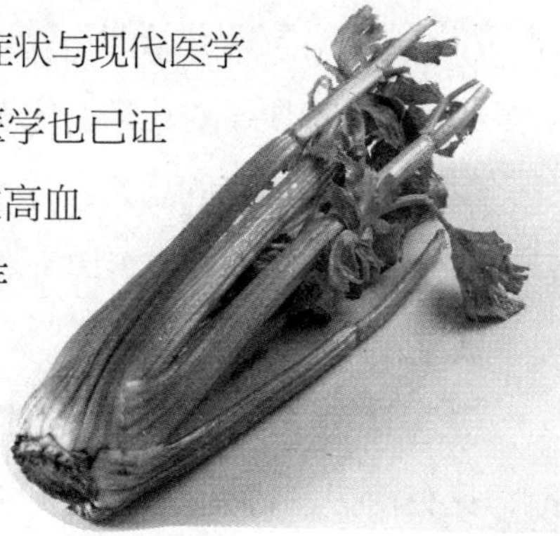

冬瓜：降压消水肿

冬瓜性微寒，味甘、淡，无毒，入肺、小肠、膀胱三经，能清热化痰、除烦止渴、祛湿解暑、利尿消肿。现代研究发现，冬瓜含蛋白质、糖类、胡萝卜素、多种维生素、粗纤维和钙、磷、铁、钾等矿物质，并且是高钾低钠食物，对高血压肾病、水肿等患者，有利尿消肿的作用。另外，冬瓜中还含有丙醇二酸，能有效地抑制糖类转化为脂肪，加之冬瓜本身不含脂肪，热量不高，经常食之可有效防治高脂血症、脂肪肝以及肥胖。南朝医学家陶弘景说冬瓜“解毒、消渴、止烦闷，生捣绞汁服之”，这里所说的消渴就是西医所说的糖尿病。由此可见，冬瓜对高血压、高脂血症、糖尿病均有辅助治疗作用。冬瓜皮、冬瓜子也具有同样的功效。有人曾做过实验，用鲜冬瓜皮水煎代茶饮可有效治疗妊娠高血压综合征。

银耳：降压护血管

中医认为，银耳性平，味甘，入肺、胃二经，有滋阴润肺、益胃生津、益气强心、安神健脑的功效。现代营养学研究发现，银耳中含有的银耳多糖可降低血压（对正常血压无影响），非常适宜高血压患者食用。另外，银耳还有降血脂的功效，并且可保护血管，预防血栓的形成。高血压及动脉硬化、高脂血症患者均可常食。

菠菜：降压护眼

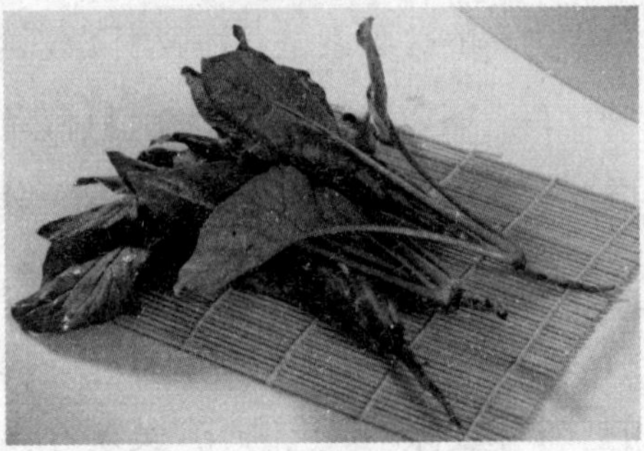

中医认为，菠菜味甘，性凉，具有清热解毒、润燥生津的功效。《本草纲目》记载，菠菜能“通血脉，开胸膈，下气调中，止渴润燥，根尤良”。现代研究发现，菠菜中含有的钙、镁、钾等元素有助于降低血压，对高血压患者来说是不错的选择。另外，菠菜中还含有丰富的膳食纤维，能够促进肠胃蠕动以及大便的排出，在降血压的同时，对大便秘结、痔疮出血等有一定的疗效。菠菜中还含有丰富的叶黄素和胡萝卜素，对眼睛有保护作用，能延缓高血压眼病的发生。

菊苗：清肝火降压

菊苗又叫菊花苗、玉英，是菊科植物菊的细嫩茎叶，其味甘、微苦，性凉，具有疏散风热、清肝明目、清热解毒的功效。中医认为，肝火上炎是形成高血压的一个病理机制，因此通过清肝火可以有效降低血压。因此，吃菊苗对降压有一定的疗效。

红小豆：养心护血管

红小豆又叫赤小豆，祖国医学认为，红小豆味甘，性平，具有清热解毒、健脾益胃、利尿消肿、降气除烦、补血生乳等多种功效，由于红小豆性善下行，能通利水道，故古人有“多食令人瘦”的说法，可治疗小便不利、脾虚水肿、小腹胀满、烦热口渴、脚气、乳汁不通、热毒痈肿等病。我国著名养生学家李时珍称红小豆为“心之谷”，认为多吃红小豆可以养心。现代研究表明，红小豆营养丰富，含蛋白质、维生素B_1、维生素B_2、烟酸、皂素以及钾、镁、锌、锰、钙、磷、铁等多种矿物质，其中钾的含量很高，是典型的高钾食物，对高血压、肾病、心脏病等有一定辅助食疗效果。

绿豆：清热利水降压

绿豆味甘，性寒，无毒，归心、胃经，具有清热消暑、利水解毒的功效，非常适宜高血压患者服食。绿豆含蛋白质、膳食纤维、钙、铁、磷、钾、镁、锰、锌、铜、维生素E、烟酸等多种营养物质，其中的钾、钙、锌、烟酸等物质，都有利于降血压。

木瓜：利尿降压

木瓜有“百益之果”的美称，作为水果食用的木瓜实际是番木瓜，其果皮光滑美观，果肉厚实细致、香气浓郁、汁水丰多、甜美可口、营养丰富。其所含的主要营养素有蛋白质、B族维生素、维生素C、铁、钙、磷、钾、镁、膳食纤维以及多种有机酸（如齐墩果酸、苹果酸、酒石酸、柠檬酸等），对高血压有辅助食疗作用。中医认为，木瓜性寒、味甘、无毒，具有平肝和胃、疏经活络、通便利尿、消肿催乳、祛暑解渴、润肺止咳、养颜等作用，其中，利尿作用可以用于高血压水肿以及高血压肾病患者的食疗。

葡萄：降压降脂软化血管

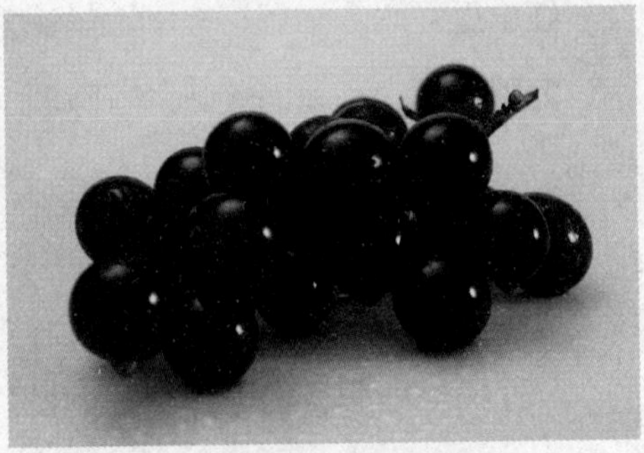

中医认为，葡萄性平，味甘、酸，入肺、脾、肾经，有补气血、益肝肾、生津液、强筋骨、止咳除烦、补益气血、通利小便的功效。现代研究发现，葡萄含糖量高达10%～30%，以葡萄糖为主，其中还含有钙、钾、磷、铁以及维生素B_1、维生素B_2、维生素B_6、维生素C和维生素P等，能保护血管，预防多种心脑血管病症。另外，葡萄中含有芦丁这种对血管有益的成分，能软化血管、降低血压，对高血压、高脂血症均有治疗作用。

黑豆：降“三高”防便秘

黑豆味甘，性平，具有补肾养阴、祛风养血、健脾利湿、补虚乌发的功效。现代研究发现，黑豆中蛋白质含量高达36%～40%，相当于肉类的2倍、鸡蛋的3倍、牛奶的12倍；并含有18种氨基酸，特别是人体必需的8种氨基酸；还含有19种油酸，其不饱和脂肪酸的含量达80%，吸收率高达95%以上，除能满足人体对脂肪的需要外，还有降低血中胆固醇的作用。黑豆中基本不含胆固醇，只含植物固醇，而植物固醇不能被人体吸收利用，还有抑制人体吸收胆固醇、降低胆固醇在血液中含量的作用。因此，常食黑豆能软化血管，降低血压和血脂，特别是对高血压、高脂血症、动脉硬化等患者有益。黑豆中锌、铜、镁、钼、硒、氟等的含量都很高，而这些微量元素对降低血液黏稠度非常有利。黑豆中粗纤维含量高达4%，常食黑豆，可以促进消化，防止便秘发生。黑豆的血糖生成指数很低，很适合糖尿病患者、糖耐量异常者食用。

洋葱：降“三高”护血管

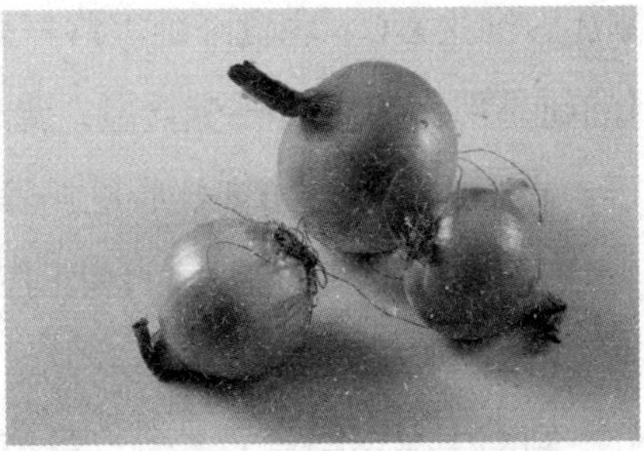

许多人都嫌洋葱刺激的味道，所以让其远离餐桌，其实，洋葱对于患有“三高”的患者来说，可是治病良药，长期坚持食用，可以有效地降低高血糖、高血脂、高血压。中医认为，洋葱性平，味甘、辛，具有健胃消食、利尿发汗的作用。洋葱中含有降血糖的成分，并能在人体内生成具有较强利尿作用的皮苦素，具有降糖和利尿作用，可有效地降低血糖。另外，洋葱能帮助细胞更好地利用葡萄糖，同时降低血糖。洋葱中含有钾、洋葱素等多种能维护心血管健康的营养素，可降低血脂，改善血管壁弹性，促进血栓溶解，防止动脉粥样硬化，对预防心血管疾病很有好处。洋葱所含的前列腺素，能减少外周血管和冠状动脉的阻力，对抗人体内儿茶酚胺等升压物质的作用，舒张血管、降低血压。“三高”患者每餐吃50～100克洋葱，就能起到较好的降血糖、降血脂、降血压的作用。

香菇：降压护动脉

中医认为，香菇味甘，性平，无毒，具有补中益气的功效。现代研究发现，香菇中除含有蛋白质、脂肪和碳水化合物三大营养素外，还含有极其丰富的维生素、矿物质及多种活性物质。香菇多糖具有提高机体免疫力、抑制癌细胞生长、抗病毒、抗衰老等功效。香菇嘌呤（又称香菇素）能降低有害胆固醇，对心血管系统有良好的保护作用，还能有效防止动脉粥样硬化，对降低血压也有不错的效果。

猴头菇：降压防心脑病

中医认为，猴头菇性平，味甘，有利五脏、助消化、补虚等功效。现代研究发现，猴头菇含有蛋白质、钙、磷、铁、多糖类、维生素B_1、维生素B_2、维生素C、膳食纤维等营养素。猴头菇中所含的不饱和脂肪酸，能降低血胆固醇和甘油三酯含量，调节血脂，利于血液循环，非常适宜高血压、高脂血症、脑出血、心脏病等心血管疾病的患者食用。所含的维生素C、钙、磷能保护血管，有利于控制血压。

柳蘑：降“三高”的高手

柳蘑中富含微量元素硒，可使血中谷胱甘肽过氧化酶的活性显著增强，防止过氧化脂质沉积体内，有助于降低血液黏稠度，防治因血脂升高而导致的高血压、冠心病等心脑血管疾病的作用。柳蘑属于低热量食品，其所含的一种核苷酸物质具有突出的降血脂、降血压作用；所含的纤维素较多，对降低血中胆固醇水平、缓解便秘有着很好的作用。柳蘑还含有丰富的铬，铬元素对于增加胰岛素分泌，抑制糖尿病有非常好的作用。因此，柳蘑是降“三高”的良药。

平菇：降压降脂通便

平菇是一种高蛋白质、低脂肪，富含天然维生素的健康食物，平菇中含有纤维素，能促进胃肠蠕动，防止便秘，对高血压伴有便秘的患者十分有帮助；含有的核酸物质，能促进胆固醇分解、排泄，防止血脂升高，高血压伴高脂血症的患者可以经常食用。

金针菇：降压排重金属

金针菇中含有的人体必需氨基酸成分较全，其中赖氨酸和精氨酸含量尤其高，且含锌量比较高，人称“增智菇”；金针菇中含有一种叫朴菇素的物质，能增强机体对癌细胞的抗御能力，还能降胆固醇，抑制血脂升高，抵抗疲劳，抗菌消炎，清除重金属盐类物质，预防肝脏疾病和胃肠道溃疡；金针菇还能增强人体免疫力。经常食用金针菇，不仅可以预防和治疗肝脏病及胃溃疡，而且对高血压、高脂血症、肥胖症也有帮助。

冬笋：降压防癌

冬笋又名南竹笋，是植物毛竹的苗，统称“嫩笋”。冬笋比春笋更鲜嫩、清脆可口，被人们称为“笋中皇后”。中医理论认为，冬笋味甘、性平，有“利九窍、通血脉、化痰涎、消食积”等功效。冬笋所含的丰富纤维素，能促进肠道蠕动，既有助于消化，又能预防便秘、结肠癌和高脂血症的发生。加上冬笋是一种高蛋白、低淀粉的食品，对肥胖症、冠心病、高血压、糖尿病和动脉硬化等患者均有一定的辅助食疗作用。

春笋：除便秘降压

中医理论认为，春笋性凉，味甘，具有清热、化痰、利水的功效，常用于咳嗽痰多、小便不利、消渴（糖尿病）、失眠等病症的辅助食疗。现代医学研究发现，春笋的纤维素含量较高，可增加肠道蠕动，促进粪便排出，不仅对高血压经常便秘的患者有效，而且对高血压伴有高脂血症的患者也有益处。

苹果：补钾降压

苹果具有很好的营养价值和保健价值。过量的钠是引起高血压和脑卒中的一个重要因素。苹果含钾丰富，可与体内过剩的钠结合并排出体外，从而降低血压。同时，钾离子能有效保护血管，并降低高血压、脑卒中的发生率。另外，苹果皮具有很好的收敛作用，将苹果皮晒干研末，空腹服下（每日2～3次），对慢性腹泻和神经性结肠炎、高血压等病症有一定的改善效果。

香蕉：解抑郁降压

香蕉是降压高手，因为其含有丰富的钾，可以有效降低血压，平衡由钠（盐）摄入过多引起的高血压。经常吃香蕉还可预防高血压和心脑血管疾病，研究显示，每天吃两根香蕉，即有明显的降低血压的效果。而且香蕉中含有能调节人情绪的5-羟色胺，这种物质可以让人变得快乐起来，避免情绪不良引起血压升高。

猕猴桃：降压防血栓

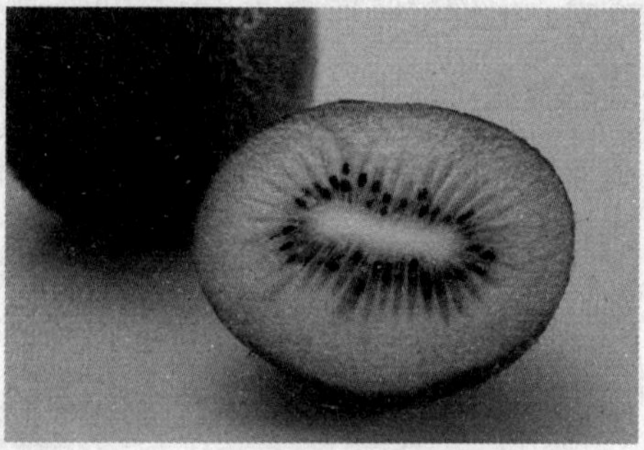

猕猴桃含有大量的维生素C，具有保护血管的作用；还含有丰富的精氨酸，能有效地改善血液循环，防止血栓的形成，对降低冠心病、高血压、心肌梗死、动脉粥样硬化等心血管疾病的发病率和阳痿治疗有帮助。

柚子：降压祛火

中医认为，柚子味甘、酸，性寒，有健脾、止咳、解酒的功效。柚子是柑橘类水果中性质最为寒凉的，日常容易上火的人以及热性体质者可以经常食用柚子来祛火。现代药理学分析，柚子的肉与皮均富含黄酮类、新橙皮苷和胡萝卜素、B族维生素、维生素C、类胰岛素等成分，有降血压、降血糖等功效，经常食用，对高血压、糖尿病、血管硬化等疾病有辅助食疗作用。

小贴士

柚子与降压药须错峰吃

高血压患者通常服用血管紧张素转换酶抑制剂或β-受体阻滞剂等降压药，需要提醒大家的是，在服用上述降压药时，千万不能吃柚子或饮用柚子汁，以免发生多种毒副反应，出现血压降低、头晕心慌、倦怠乏力等症状，甚则诱发心绞痛、心肌梗死或脑卒中。另外，高血压伴有高脂血症的患者，或者单纯高脂血症的患者，在服用降脂药，尤其是他汀类降脂药的同时，也应该避免吃柚子或饮用柚子汁。

知道了柚子和这些药物相克，我们就应该避免一起食用。一般，降压药、降脂药与柚子错峰吃问题并不大。由于每个人的体质不同，没有一个确切的量化标准，但最好高血压、高脂血症的患者每次吃柚子最好不要超过50克，与吃药的时间应最少也间隔半天以上比较好。

火龙果：增加血管弹性

火龙果被人称为“吉祥果”，其含有丰富的花青素，花青素能增强血管弹性、保护动脉血管内壁、降低血压、增加皮肤的光滑度、抑制炎症和过敏反应、改善关节的柔韧性。火龙果中富含的钾、维生素C等物质，也有利于降低血压、软化血管。因此，火龙果非常适合高血压患者食用。

樱桃：降压护关节

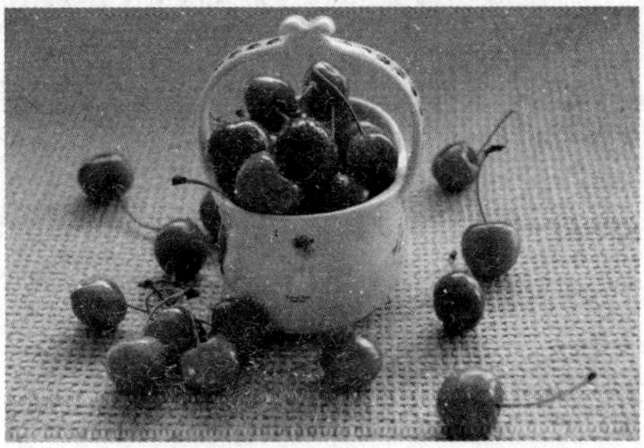

樱桃味甘、微酸，性温，入脾、胃经，具有补中益气、健脾和胃等功效。现代研究发现，钾是高血压患者所需的营养素，多补充钾对于高血压患者的病情有

缓解作用。樱桃含钾量很高，检测显示，每100克樱桃含钾258毫克，所以高血压患者可多吃樱桃来帮助降低血压。另外，樱桃还有保护关节，消除关节炎症的作用，高血压伴有关节炎的患者可以多吃一些。

樱桃萝卜：补钙补钾消水肿

中医认为，樱桃萝卜有通气宽胸、健胃消食、止咳化痰、润燥生津、解毒散瘀、止泻利尿等多种食疗功效。樱桃萝卜含水分较多，并含钙、钾等多种元素以及氧化酶腺素、胆碱、芥子油等营养成分，能促进体内钠的排泄，从而缓解高血压患者水肿的状态；富含纤维素，能增加胃肠蠕动，对高血压伴有的便秘也有很好的防治作用。

西瓜皮：清热利尿降压

西瓜皮还有非常好听的名字：西瓜翠衣、西瓜翠。其性凉，味甘，入脾、胃经，中医把西瓜皮晒干后制成中药“西瓜翠衣”，具有清热解毒、利尿消肿、降糖降压、抗菌解酒等多种功效，常用来治疗口干口渴、咽喉干燥疼痛、高血压、泌尿系感染、烧烫伤等多种病症。新鲜的西瓜皮除含有丰富的维生素和烟酸外，还有多种有机酸及钙、磷、铁等矿物质，同样具有清热解毒、利尿降压等作用，对高血压、水肿、肾炎等病症都有良好的辅助食疗作用。

鲫鱼：防高血压肾病

鲫鱼味甘，性平，入脾、胃、大肠经，具有健脾益气、开胃利水、通乳除湿等功效，其中利水的功效有利于降低血压，缓解水肿。鲫鱼所含的蛋白质质优、种类齐全、易于消化吸收，是肝肾疾病、心脑血管疾病患者的良好蛋白质来源，可以为人体提供丰富的蛋白质，对预防高血压肾病、心脏病均有很好的效果。

鲤鱼：优质蛋白质软化血管

鲤鱼味甘，性平，入脾、肾、肺经，有补脾健胃、利水消肿、清热解毒、止咳下气等多种作用，对高血压、水肿、腹胀、尿少、黄疸等皆有改善作用。现代研究发现，鲤鱼的蛋白质不但含量高，而且质量也佳，人体消化吸收率可达96%，并能供给人体多种必需氨基酸、矿物质及维生素A、维生素D等。鲤鱼所含的脂肪多为不饱和脂肪酸，能软化血管，降低血压、降低胆固醇，从而防治高血压、冠心病等病症。

草鱼：平肝降压

草鱼味甘，性温，无毒，入肝、胃经，具有暖胃和中、平肝潜阳、祛风止痹、养肝明目的功效，适宜高血压所致的头痛眩晕、风湿性关节炎等病症的食疗。草鱼含蛋白质、钙、磷、铁、硒、维生素B_1、维生素B_2、烟酸等营养成分，对心血管有好处，可软化血管，降低血压，预防动脉粥样硬化。经常食草鱼还有抗衰老、养颜的功效。

番茄：延缓高血压眼病

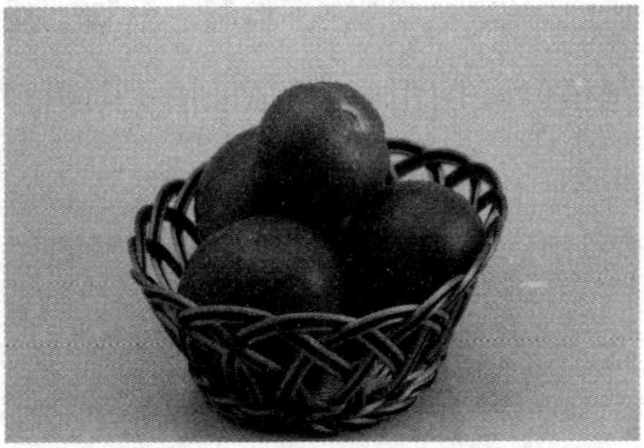

番茄味甘、酸，性凉、微寒，归肝、胃、肺经，具有生津止渴、健胃消食、清热解毒、凉血平肝、增进食欲等多种功效。番茄中含有丰富的维生素A、维生素C、柠檬酸、苹果酸、果胶、番茄红素等物质，可降低高血压，降低血胆固醇，预防动脉粥样硬化及冠心病。番茄还含有大量的钾，能促进血中钠盐的排出，有降压、利尿、消水肿作用，对高血压、肾脏病有良好的辅助治疗作用。番茄中的维生素A和维生素C，可预防白内障，保护眼睛，对高血压眼病也有延缓作用。另外，番茄中的番茄红素具有抑制脂质过氧化的作用，能防止自由基的破坏，抑制视网膜黄斑变性，维护视力。

茄子：预防出血性并发症

茄子含丰富的维生素P，这种物质能增强人体细胞间的黏着力，增强毛细血管的弹性，舒张血管，从而使血压下降；还能降低毛细血管的脆性及渗透性，防止微血管破裂出血，预防高血压引起的脑出血、鼻出血等出血性疾病。茄子还含有一种叫皂苷的物质，可促进脂质的合成与排泄，防止血栓形成，降低体内胆固醇。

黄花菜：降压安神解郁

黄花菜又叫金针菜，自古以来就是一种药食两用的珍品。据《本草图经》记载："黄花菜安五脏，利心志，明目疗愁。"黄花菜的营养价值很高，它含有丰富的蛋白质、脂肪、碳水化合物、钙、磷、铁及多种维生素，特别是胡萝卜素的含量很高。现代医学研究证明，黄花菜具有较好的止血、消炎、清热、利湿、健脑、益智、抗衰老作用。最新研究发现，黄花菜有降低血压、降低血清胆固醇的良好作用，对防治高血压、脑出血、心脏病、动脉粥样硬化、神经衰弱等病症十分有益。鲜黄花菜不宜直接食用，因为鲜黄花菜中含有秋水仙碱，炒食后能在体内被氧化，生成二秋水仙碱，这是一种剧毒物质，误食后会出现中毒症状。中毒后，轻者恶心、呕吐、腹痛腹泻，重者出现肝肾功能损害，甚至休克死亡。故吃鲜黄花菜之前一定要在开水中焯熟或者用蒸锅蒸熟。市售的干品一般是经过高温蒸制之后晒干的，可以放心食用。

甘蔗：天生复脉汤

中医认为，甘蔗味甘，性寒，有健脾养胃、止咳化痰、除烦解酒、润肠通便等功效。古人称甘蔗汁为“天生复脉汤”，对高热烦渴、口干舌燥、大便干结、血压升高等均有很好的疗效。现代研究发现，甘蔗营养成分丰富，含有蛋白质、脂肪、碳水化合物、钙、磷、铁和多种维生素、有机酸等，对高血压有很好的疗效。

梨：润燥通便降压

梨味甘、微酸，性寒，有清热通便、利水降压、润燥止咳的功效。现代研究发现，梨含有蛋白质、脂肪、糖、粗纤维、维生素C、B族维生素、钙、磷、铁等营养物质，能降低血压和血脂，促进食欲助消化，对高血压、高脂血症、心脏病、肝硬化、风湿病、关节炎、痛风等多种病症有防治作用。美国的一项研究表明，梨中富含的膳食纤维，可帮助降低血中胆固醇含量，有助于减肥。美国营养学家研究发现，每个梨都至少含有10克降低胆固醇的膳食纤维，能满足人体对膳食纤维每日需求量的40%。梨有多个品种，根据品种的不同，功效略有差异。鸭梨含糖量比别的品种相对低，水分多而爽口，擅长解油腻、补津液、祛燥邪。雪花梨果面较粗糙，个头最大，汁多味甜，清热通便、止咳润燥、醒酒解毒的功效最强。苹果梨酸甜适口，肉质松脆多汁，还有独特的清香，助消化、增食欲的功效最强。烟台梨汁少质软、味酸甜，特别适合牙齿不好的老人食用。香梨酥脆无渣，含糖量最高，维生素含量也比其他品种的梨高，保肝护肝的效果最佳。丰水梨水分充足，含糖也比较高，利尿效果最佳。

橙子：预防动脉硬化

中医认为，橙子味甘、酸，性凉，具有生津止渴、开胃下气、促进消化、防治便秘的功效。饭后食橙子或饮橙汁，有解油腻、消积食、止渴、醒酒的作用。橙子中含量丰富的维生素C、维生素P，能增加机体抵抗力，增加毛细血管的弹性，降低血压和胆固醇，高脂血症、高血压、动脉硬化者常食橙子有益。橙子所含纤维素和果胶物质，可促进肠道蠕动，有利于清肠通便，帮助排出体内有害物质。

金橘：强化微血管弹性

中医认为，金橘味酸、甘，性温，具有活血化瘀的功效。金橘果实含有丰富的维生素C、金橘苷等成分，对维护心血管功能，防治血管硬化、高血压等疾病有一定的作用。金橘亦含维生素P，它是维护血管健康的重要营养素，能强化微血管弹性，可作为高血压、血管硬化、心脏疾病的辅助调养食物。

白果：改善微循环

白果也叫银杏，祖国医学认为，银杏味甘、苦、涩，性平，有小毒，归肺、肾经，能敛肺气、定痰喘、缩小便、止带浊，可用于肺虚喘咳、遗尿、白浊带下、慢性气管炎、支气管哮喘、肺结核等多种病症。现代研究发现，银杏中含有银杏酸、银杏醇、银杏黄酮苷、氢化白果酸、氢化白果亚酸、钙、磷、铁、钾等成分。银杏黄酮苷能舒张血管，改善微循环，延缓血管老化，对高血压、冠心病有较好的预防和治疗作用。另外，银杏黄酮苷还能拮抗血小板活化因子活动，降低胆固醇，防止血栓形成和动脉粥样硬化，所以可用于防治脑血栓、冠心病等高血压并发症。要注意的是，银杏不可多食，以免引起中毒，5岁以下的儿童要禁食白果。白果有毒部位在其绿色胚芽，所以炒吃、煮熟食用或做菜食用最好要拔去胚芽。

陈醋：软化血管

醋是一种发酵的酸味液态调味品，在我国已有2000多年的食用历史。醋的种类很多，其中以米醋和陈醋为最佳。现代科学研究表明，醋中含有丰富的氨基酸、某些酵解酶类及各种不饱和脂肪酸，可软化血管、降低血压和胆固醇，促进肠道蠕动、中和毒素、维持肠道内环境的生态菌群平衡，非常适宜高血压、糖尿病、高脂血症、便秘、长期腹泻者食用。

茭白：延缓高血压眼病

中医认为，茭白味甘，性寒，具有清热除烦、解毒、利二便的功效，临床上常用于烦热、目赤、消渴、高血压、水肿、黄疸、痢疾等症。现代研究发现，茭白中含蛋白质、钙、磷、铁、胡萝卜素、维生素B_1、维生素B_2、烟酸、抗坏血酸等营养成分，能保护血管，降低血压；所含的胡萝卜素能保护眼睛，延缓高血压并发的眼病。

土豆：补钾护心肌

土豆中含有大量淀粉以及蛋白质、B族维生素、维生素C、烟酸、赖氨酸、铁、锌、铜、钙、钾、磷等丰富的营养素，其中所含的钾能取代体内的钠，同时能将钠排出体外，有利于高血压和肾炎水肿患者的康复。医学研究发现，土豆中钾和钙的平衡对于心肌收缩有显著作用，能防治高血压并预防心肌梗死。土豆还能供给人体所需的大量有特殊保护作用的黏蛋白，可预防心血管内壁脂肪沉积，保持血管的弹性，有利于预防动脉粥样硬化。

山药：平补肺脾肾

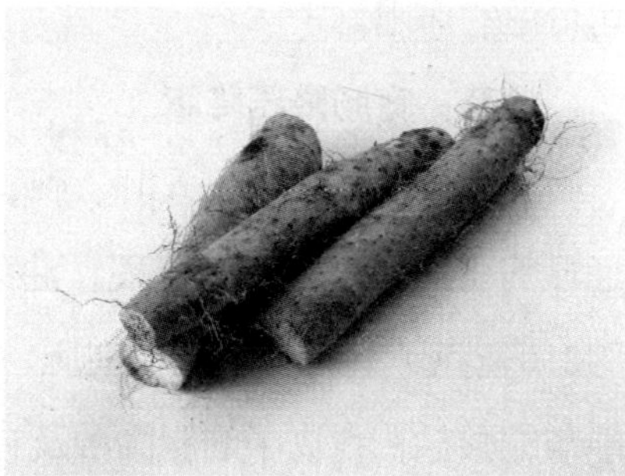

祖国医学认为，山药味甘、性平，入肺、脾、肾三经，有润肺、健脾、固肾、益精的作用。其药性平和，既补气又养阴，上能养肺、中能补脾、下能益肾，补而不滞、滋而不腻、温而不燥，历代医家曾赞它为“理虚之要药”“滋补之上品”，非

常适宜于身体虚弱、精神倦乏、脾虚泄泻、消化不良等症。现代研究表明，山药中含有丰富的淀粉、蛋白质、脂肪、无机盐和多种维生素等营养物质，还富含纤维素及胆碱、皂苷、甘露聚糖、多酚氧化酶等成分，具有降血压、降血糖、调整内分泌、益智健脑、抗衰防老等作用。

牛蒡：降压护眼

牛蒡是蔬菜中的珍品，其营养丰富，食疗价值高。现代研究发现，牛蒡含有蛋白质、纤维素、钙、磷、铁、维生素A、胡萝卜素、苷类物质等成分。其中所含的钙能将钠导入尿液并排出体外，起到降压作用；所含的苷类物质，能使血管扩张、血压下降；所含的纤维素有利于清除血管壁上的沉积物质，从而预防动脉硬化和高血压；所含的胡萝卜素和维生素A，对眼睛有保护作用，可以防治高血压引起的视网膜及眼底病变。

甘薯：抑制胆固醇沉积

中医认为，甘薯味甘、性平，具有补脾益气、宽肠通便、生津止渴的功效。甘薯中含有对人体具有保健作用的一种多糖和蛋白质的混合物，这种物质可抑制胆固醇在动脉壁沉积，进而软化血管，保持血管弹性，防止动脉硬化，对预防高血压、高脂血症和冠心病等心脑血管疾病的发生有不可低估的作用。

油菜：宽肠降压降脂

油菜性凉、味甘，入肝、脾、肺经，具有活血化瘀、解毒消肿、宽肠通便的功效。现代研究发现，油菜中含有丰富的钾（每100克油菜含有钾约210毫克），有利于降低血压。油菜中脂肪含量低且膳食纤维含量高，能与胆酸盐和食物中的胆固醇及甘油三酯结合，并从粪便中排出，从而减少脂类的吸收，故可用来降血脂。油菜中还含有丰富的钙、铁、维生素C、胡萝卜素，其中，胡萝卜素能保护眼睛，维持正常的视力，可保护高血压患者的眼睛，延缓眼部并发症。

南瓜：保护肝肾

据《滇南本草》记载，南瓜性温，味甘，无毒，入脾、胃二经，能润肺益气、化痰排脓、驱虫解毒、利尿通便。现代研究发现，南瓜是高钙、高钾、低钠的食物，特别适合中老年人和高血压患者，有利于预防骨质疏松和高血压。此外，南瓜中还有丰富的类胡萝卜素，在体内可转化成具有重要生理功能的维生素A，从而对上皮组织的生长分化、维持正常视觉具有重要的作用。南瓜对于高血压、糖尿病、高脂血症等有慢性疾病并长期吃药的患者，有保护肝肾的作用。

荸荠：降压化痰泻火

荸荠是一种果蔬兼用、药食两用之佳品。自古有“地下雪梨”的美称，还被誉为“江南人参”。荸荠以汁多味甜者为佳，其营养丰富，含有蛋白质、糖类、脂肪、胡萝卜素、烟酸、维生素C、铁、钙、磷等。荸荠的含磷量在根茎类蔬菜中最高，能促进人体生长发育和维持生理功能，对牙齿、骨骼的发育有很大好处，同时可促进体内的糖、脂肪、蛋白质三大物质的代谢，调节酸碱平衡。荸荠中的抗菌成分荸荠英对金黄色葡萄球菌、大肠杆菌及绿脓杆菌均有一定的抑制作用，对降低血压有一定效果。这种物质还对肺部、食管和乳腺等多部位的癌肿有防治作用。中医认为，荸荠是寒性食物，有清热泻火、生津止渴、化痰明目、利尿通便、凉血解毒等多种功效，常用于温病消渴、咽喉肿痛、口腔炎、黄疸、热淋、高血压、肺热咳嗽等，对多种癌症患者也有良好的辅助食疗作用。

苦丁茶：降低脑血管阻力

苦丁茶含有皂苷、熊果酸、黄酮素、硒化合物、氨基酸、维生素等多种营养成分。研究表明，苦丁茶能明显增加人体心脏冠状动脉的血流量，提高耐缺氧能力，对急性心肌缺血有明显的保护作用，并能增加脑血流量，降低脑血管阻力，明显降低血压。

普洱茶：降压调心率

普洱茶因经过独特的发酵过程而生成了新的化学物质，其中所含的脂肪酶，能对脂肪产生分解作用，使体内胆固醇及甘油三酯减少，富含的他汀类物质具有抗脂质过氧化作用，可降低人体血液中的低密度脂蛋白、总胆固醇、甘油三酯水平，并能提高人体血液中的高密度脂蛋白含量，因而普洱茶有降脂、减肥的效果。普洱茶还有使人的血管舒张、血压下降、心率减慢和脑部血流量减少等生理效应，所以对高血压和脑动脉硬化患者也有一定的辅助食疗作用。

绞股蓝：降压降脂

绞股蓝味苦、微甘，性凉，归肺、脾、肾经，具有益气健脾、化痰止咳、清热解毒的功效。绞股蓝茎叶中含有蛋白质、脂肪、膳食纤维、碳水化合物、钙、磷、铁、胡萝卜素、维生素B_1、维生素B_2、烟酸、维生素C，具有消除疲劳、延缓衰老、镇静催眠、减低血压、降低血脂、降低转氨酶、增强食欲、解毒、止咳祛痰等功效，适用于高血压病、高脂血症、胃溃疡等病症。

马齿苋：减少心肌耗氧量

中医认为，马齿苋有清热解毒、凉血止血、散瘀消肿的作用。马齿苋中含有丰富的钾盐、黄酮类、强心苷、生物碱等药理成分，可以降低血压、抑制心肌兴奋性，减慢心率，减轻心脏负荷与减少心肌耗氧量。英国科学家还发现，马齿苋含有ω-3脂肪酸，能够抑制和消除人体血清胆固醇和甘油三酯的生成，使其不至于在血管壁沉积，而引发动脉粥样硬化及冠心病。ω-3系列脂肪酸还能促进血管内皮细胞合成抗炎物质前列腺素，此为抑制血小板聚集的物质，有较强的扩张血管的作用，同时使血栓素A（一种强烈的血管收缩剂和血小板聚集剂）减少，从而使血管扩张，血液黏稠度下降，防止血小板聚集、血栓形成和冠状动脉痉挛，有效地防治冠心病。

荠菜：预防脑出血

荠菜被古人誉为“灵丹草”，是“天然之珍”，其味甘，性平，具有健脾利水、止血明目的功效。据现代科学分析，荠菜营养丰富，含有蛋白质、脂肪、膳食纤维、碳水化合物、胡萝卜素、维生素B_1、维生素B_2、烟酸、维生素E、维生素C、钙、磷、铁、钾、钠、镁、锰、锌、铜和硒等成分。荠菜所含的蛋白质、钙、维生素C尤多，钙含量超过豆腐，胡萝卜素含量与胡萝卜相仿；所含的荠菜酸，是有效的止血成分，能缩短出血及凝血时间，可有效预防高血压并发的脑出血；所含的乙酰胆碱、谷甾醇和季胺化合物，不仅可以降低血液及肝脏里胆固醇和甘油三酯的含量，而且还有降血压的作用；所含的粗纤维，食用后可增强大肠蠕动，促进排泄，从而增进新陈代谢，有助于防治高血压、冠心病、肥胖症、糖尿病、肠癌及痔疮等。

苦菜：降压杀菌防癌症

中医认为，苦菜味苦、性寒，具有清热凉血、解毒消肿的作用，中医临床用来治疗痢疾、黄疸、血淋、痔瘘、疖肿等症。现代研究发现，苦菜含有丰富的蛋白质、膳食纤维、钙、磷及锌、铜、铁、锰、维生素C、胡萝卜素、烟酸、蒲公英甾醇、胆碱等成分，有降低血压和防治癌症的作用，对多种细菌有杀灭或抑制作用。

猪毛菜：降低周围血管张力

猪毛菜性凉、味甘，具有清热平肝、降血压的功效。猪毛菜含有蛋白质、脂肪、碳水化合物、膳食纤维、维生素A、维生素C、胡萝卜素、维生素B_2、烟酸、生物碱以及钙、铁、磷等。猪毛菜对血管运动中枢或交感中枢有抑制作用，能降低周围血管张力，并使血压下降。猪毛菜可以用来治疗因高血压引起的头晕脑涨，并对原发性高血压和老年性高血压也有一定的治疗作用。

香椿：增加葡萄糖的耐受性

香椿又名猪椿、红椿等，是传统的药食两用植物，一般在春季最常见。香椿味苦、涩，性寒，入胃、大肠经，有清热燥湿、涩肠止泻、止血杀虫等多种功效。现代药理学研究发现，香椿叶中所含的谷氨酸等成分有降低血压的作用；所含的萜类化合物和内酯，可以改善糖尿病患者的症状，降低血糖，增加葡萄糖的耐受性。香椿非常适宜高血压伴有糖尿病的患者服食。

丝瓜：增加脑供氧

丝瓜性凉，味甘，入肝、胃经，具有清热化痰、凉血解毒、利尿止痛等功效，适用于痰喘、咳嗽、乳汁不通、身热烦渴、便血尿血、崩漏带下、胸胁痛、筋骨酸痛等症。现代研究发现，丝瓜营养丰富，含有蛋白质、胡萝卜素、维生素B_2、烟酸、维生素C 、维生素E、钾、钠、钙、镁、铁、锰、锌、硒等多种营养素，可有效降低血压，防治各种原因引起的高血压。另外，丝瓜叶还可以增加脑供氧，适合高血压伴有脑供血不足者。

西蓝花：营养全面利于降血压

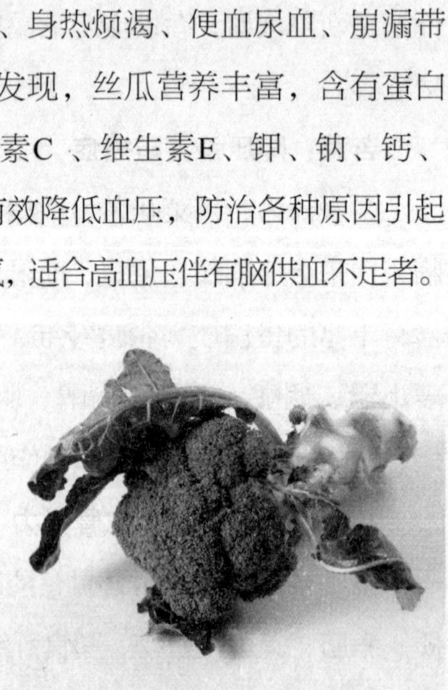

西蓝花是花椰菜中常见的品种，由于是绿色的，所以很多人称其为绿菜花。西蓝花与菜花相比，营养更为丰富。据分析，每100克新鲜西蓝花的花球中，含蛋白质3.5～4.5克，是菜花的3倍、番茄的4倍。此外，西蓝花中矿物质比其他蔬菜更全面，钙、磷、铁、钾、锌、锰、铬等含量都很高，这些矿物质对降低血压、血脂有十分重要的作用。

胡萝卜：降“三高”的小人参

胡萝卜一直有“小人参”的美称，具有延年益寿的功效。胡萝卜中的有效成分胡萝卜素、核酸物质、双歧因子等，可以有效保护肠黏膜，并能使肠道内的双歧杆菌增殖，双歧杆菌是一种益生菌，不仅可以预防高血压患者发生便秘，还可延缓肠道对糖分和脂肪的吸收，有效控制血糖和血脂，对高血压伴有糖尿病、高脂血症者也十分有效。另外，胡萝卜中含有丰富的维生素A以及胡萝卜素，这些物质对眼睛视网膜有保护作用，非常适宜用来预防高血压眼病。

黄瓜：降压排毒素

中医认为，黄瓜性凉，味甘，入肺、胃、大肠经，具有清热解毒、利水消肿、生津止渴的功效，多用于身热烦渴、热毒疮疡、小便赤黄等症的食疗。由于其脆嫩多汁，是少有的高含水量蔬菜，所以被称为“固体饮料”，每100克黄瓜约含维生素C 9毫克、钾102毫克，且钙、磷含量相当，便于人体吸收，可有效降低血压，保护血管。黄瓜含有丙醇二酸，可以抑制糖类转变成脂肪，是理想的降脂、减肥食物。黄瓜中含有较多的纤维素，可以刺激肠道蠕动，减少毒素的自我吸收，又能降低胆固醇。

生姜：增加钠排泄

中医认为，生姜性温、味辛，具有发汗解表、温中止呕、温肺止咳、利水行气的功效。尤其是生姜皮，行水的功效甚强。现代药理学研究表明，生姜含有姜辣素、水杨酸、姜酚等多种化合物，可以扩张血管，降低血压、增加钠排泄，对高血压、水肿等病症有很好的疗效。

莴笋：平衡水和电解质

莴笋，又称莴苣、莴菜、千金菜，其味甘、苦，性凉，入肠、胃经，具有利五脏、通经脉、清胃热、清热利尿、宽肠通便的功效。莴笋含有大量植物纤维素，能促进肠蠕动，通利消化道，帮助大便排泄，非常适宜高血压伴有便秘的患者。现代研究发现，莴笋中钾含量大大高于钠含量（钾是钠的27倍），有利于体内的水和电解质平衡，促进排尿，对高血压、水肿、心脏病等病症有一定的辅助食疗作用。莴笋还含有多种维生素和矿物质，具有调节神经系统功能的作用，其所含有机化含物中富含人体可吸收的铁元素，对有缺铁性贫血的病人十分有利。莴笋中所含的氟元素，可参与牙釉质和牙本质的形成，参与骨骼的生长。

豌豆苗：延缓并发症

中医认为，豌豆苗性平、味甘，具有健脾益气、利小便、解疮毒、助消化、调营卫等多种功效，对脾胃虚弱、小便不利、疮疡肿毒、水肿等多种病症有疗效，还可用于高血压、慢性肾炎、慢性肠炎、糖尿病、高脂血症等多种疾病的食疗。营养学研究发现，豌豆苗含有钙、钾、B族维生素、维生素C、胡萝卜素、维生素P等多种人体所需的营养素，且营养素均衡，含量都非常高，尤其是在钾和钠的含量比例上，豌豆苗含钾量更高，非常适合高血压患者以及水肿患者食用。豌豆苗所含的维生素P，能够增加血管弹性，使血液的流动变得更加顺畅，经常食用可以预防血管硬化及高脂血症、冠心病，糖尿病、高血压等慢性病，还可以预防和延缓这些疾病的并发症。

茼蒿：四季皆宜的降压菜

茼蒿是一种四季皆宜食用的蔬菜，对防治高血压有帮助。中医理论认为，茼蒿性平、味甘，可养心安神、润肺补肝。现代研究发现，茼蒿营养十分丰富，除了含有维生素C外，胡萝卜素的含量比菠菜高，并含丰富的钙、铁，对高血压患者的康复十分有利。茼蒿还有促进蛋白质代谢的作用，有助于脂肪的分解。茼蒿含有一种挥发性的精油及胆碱等物质，具有开胃健脾、降压补脑的功用；含有丰富的粗纤维有助于肠道的蠕动，促进排便。

萝卜苗：降“三高”提高免疫力

萝卜苗是“降三高”的佳品，营养丰富、药效也佳，“三高”患者不妨经常食用。中医认为，萝卜苗性寒，味甘、辛，入脾、胃、肺经，可消积滞、化痰热、下气宽中、解毒。现代研究发现，萝卜苗中的芥子油和纤维素可促进胃肠蠕动，有助于体内甘油三酯和胆固醇的排出。萝卜苗所含热量较少，纤维素较多，吃后易产生饱胀感，不用担心血糖快速升高，这些对于血糖高的患者非常有利。萝卜苗还能软化血管、稳定血压，对高血压、动脉硬化、冠心病等疾病均有辅助食疗作用。另外，萝卜苗还能诱导人体自身产生干扰素，增加机体免疫力，并能抑制癌细胞的生长，对防癌、抗癌有重要作用。

枸杞芽：清火护肝降血压

枸杞芽又名枸杞头、枸芽子、甜菜头，春季枸杞长出的嫩苗就是枸杞芽。它略带苦味，但很爽口，能清火明目、养肝护肝。《食疗本草》中记载，枸杞头有坚筋耐老、补益筋骨和补虚劳等作用。现代研究发现，枸杞芽含有蛋白、膳食纤维、维生素B_1、维生素B_2、抗坏血酸、维生素E、钾、钠、钙、镁、铁、锌、磷、硒、多酚类、生物黄酮等多种营养成分，对高血压、冠心病、高脂血症、糖尿病、肝硬化等多种病症有防治作用。食用枸杞芽还可以起到护肝的作用，能改善上火引起的头晕目眩、目红赤、眼屎多、嘴角烂、小便黄等症状。

田螺：治疗高血压腿肿

祖国医学认为，田螺肉味甘、性寒，具有清热明目、祛湿利水、通肠等多种功效，主治火热赤痛、尿闭、痔疮、黄疸、高血压等病症。据分析，田螺含有人体必需的8种氨基酸、多种维生素、钙、磷、铁等营养成分。经常吃田螺可有效降低血压，并且对高血压伴有的腿肿也有很好的疗效。需要注意的是，烹饪田螺时一定要熟透，以免感染寄生虫病。

牡蛎：补锌护眼睛

牡蛎又叫海蛎子，是常见的一种贝壳类食物，其味咸、性微寒，归肝、胆、肾经，有利水的功效。现代研究发现，牡蛎中还含有丰富的锌、钙等物质，对高血压、糖尿病等疾病日久引起的眼部并发症有辅助食疗作用。

毛豆：增智力降血压

中医理论认为，毛豆味甘、性平，具有健脾除湿、润燥解毒的作用。其营养丰富，含有蛋白质、钙、铁、维生素等多种营养成分。毛豆中的脂肪含量明显高于其他种类的蔬菜，但其中以多不饱和脂肪酸为主，如人体必需的亚油酸和亚麻酸，它们可以改善脂肪代谢，有助于降低人体中甘油三酯和胆固醇的水平。毛豆中的卵磷脂是大脑发育不可缺少的营养物质之一，有助于改善记忆力和智力水平。毛豆中还含有丰富的食物纤维，不仅能改善便秘，还有利于血压和胆固醇的降低。毛豆中的钾含量很高，夏天常吃，可以补充因出汗过多而导致的钾流失，从而缓解由于钾的流失而引起的疲乏无力和食欲下降。毛豆中的铁易于被人体吸收，可以作为儿童补充铁的食物之一。

花生：提供丰富的蛋白质

中医理论认为，花生性平、味甘，有补脾益气、润肺化痰、养血补血之功用，对脾虚少食、消瘦乏力、久咳肺弱等症均有一定的辅助疗效。花生的蛋白质含量非常丰富，100克花生便可以给人体提供一半以上每日所需的蛋白质。另外，花生还含有丰富的铜、钾、镁、铁、锌等矿物质及B族维生素、维生素E、维生素D等人体所需的营养素。据现代研究表明，花生可降低血压、降低血清胆固醇，减少患心脏病的风险，适于动脉粥样硬化、冠心病、高血压等心血管病患者食用；花生还能延缓人体细胞衰老，加强脑细胞发育，防止血管硬化，增强记忆力。但是由于花生含油脂很高，高血压伴高脂血症的患者一次吃太多反而不利健康，建议每次食用15克左右即可。

甜杏仁：调节胰岛素

中医理论认为，甜杏仁味辛、苦、甘，性温，有止咳化痰、润肠通便的作用。现代研究发现，甜杏仁含有多种营养物质，其中蛋白质的含量高达20%，所含氨基酸种类也非常齐全。甜杏仁的含钙量是所有坚果之冠，对预防高血压、骨质疏松等病症有很好的作用。甜杏仁中含有丰富的维生素E和精氨酸，可以软化血管、防止血小板凝集，减少脂蛋白的氧化，从而降低血压和血脂、防止血栓形成、降低患心脏病的风险。另外，甜杏仁还可调节胰岛素与血糖水平，辅助治疗糖尿病。建议每次食用甜杏仁不超过20克。

松子：不饱和脂肪酸多

松子性平，味甘，具有补肾益气养血、滑肠通便、润肺止咳等作用。松子中的脂肪成分主要为亚油酸、亚麻油酸等不饱和脂肪酸，可软化血管、防止脂质沉积和防治动脉粥样硬化，因此，可预防高血压、高脂血症、动脉粥样硬化、冠心病等心血管疾病。另外，松子中含磷较为丰富，对人的大脑神经也有益处。松子富含的油脂，通便作用缓和，特别适合年老体弱、病后、产后的便秘者食用。但是对于高血压伴高脂血症者，一次食用量不宜过多，宜控制在15克以内。

葵花子：对心血管有益

葵花子味甘、性平，有通便润燥的功效。现代研究发现，葵花子含丰富的脂肪油，其中有多量亚油酸（高达70%）以及磷脂等，有助于软化血管、降低血压、降低血液中的胆固醇水平，有益于保护心血管健康。葵花子所含的蛋白质可与各种肉类媲美，特别是含有精氨酸，常嗑食葵花子对预防高血压、冠心病、脑卒中、高脂血症有一定作用。

荞麦：降压的芦丁丰富

荞麦，又名三角麦、乌麦、花荞，是我国古老的一种杂粮。中医认为，荞麦性平、味甘，有健脾益气、开胃宽肠、消食化滞的功效。现代研究发现，荞麦中富含蛋白质、纤维素、维生素E、铬、亚油酸、烟酸、芦丁等成分，其中的叶绿素和芦丁都是降血压的成分，对高血压调控有一定的疗效。荞麦中的某些黄酮成分还具有抗菌消炎、止咳平喘的作用。荞麦含有大量的纤维素，并含有钙、钾、锌等多种元素，对高血压的康复均有帮助。

薏米：利尿消肿降压

薏米也叫薏仁、薏苡仁，其味甘、淡，性微寒，是补肺健脾、利水除湿的药食两用佳品。现代药理研究发现，薏苡仁含有蛋白质、维生素B_1、维生素B_2以及薏仁聚糖等物质。其中，薏仁聚糖属于多糖类，进入肠道不易被吸收，有降低血糖的作用，并且薏苡仁可利水，对血管的舒缩有调节作用，能降低血压。薏苡仁可促进体内的血液循环、水分代谢，发挥利尿消肿的效果，有助于改善水肿型肥胖。

玉米：降脂降压长寿米

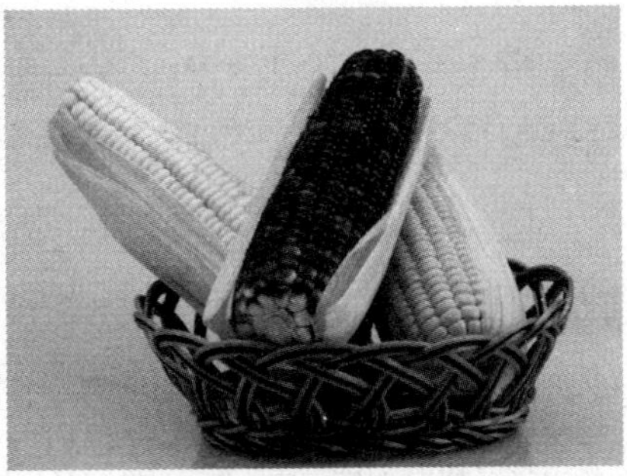

玉米被称为“长寿米”，其营养极其丰富，所含的不饱和脂肪酸，尤其是亚油酸的含量高达60%以上，它和玉米胚芽中的维生素E协同作用，可降低血液胆固醇浓度并防止其沉积于血管壁。因此，对冠心病、动脉粥样硬化、高脂血症及高血压等都有一定的预防和治疗作用。维生素E还可促进人体细胞分裂，延缓衰老。玉米中还含有一种叫谷胱甘肽的长寿因子，在硒的参与下，能生成谷胱甘肽氧化酶，可延缓衰老。玉米中所含的硒和镁有防癌作用，硒能加速体内过氧化物的分解，使恶性肿瘤细胞得不到分子氧的供应，进而抑制其发展；镁一方面能抑制癌细胞的生长，另一方面能促使体内废物排出体外。

豆豉：预防脑血栓

豆豉是选用黑豆或黄豆经蒸熟发酵后制成，有咸、淡两种，一般制酱的为咸豆豉，入药多用淡豆豉。豆豉营养丰富，又因经过发酵，使许多营养物质易于被人体消化吸收。豆豉还被誉为“各种微量元素的仓库”，人体肠道对其吸收率高达90%以上。豆豉可帮助消化，增强脑力，提高肝脏解毒功能，降低血压和血脂。我国出产的黑豆豉中含有尿激酶，可溶解血栓，改善脑部血流量，预防脑血管疾病。豆豉中含有大量可溶解血栓的尿激酶，常吃有助于预防脑血栓形成，预防脑血栓所致的包括老年性痴呆在内的一系列疾病。

冬枣：增强血管活性

冬枣也叫苹果枣，是一种味道可口、肉质细嫩的水果。它不仅风味独特，而且营养也极为丰富，含天冬氨酸、苏氨酸、丝氨酸、烟酸、胡萝卜素、维生素C、维生素B_1、维生素B_2等营养物质。其中，冬枣中含有的环磷酸腺苷是一种活性物质，可参与人体内多种生理活动，起到调节免疫功能、增强心肌收缩力、降低胆固醇、抑制癌细胞增殖等作用。冬枣中所含的维生素C、维生素P、维生素A、维生素E、钾、钠、铁、铜等营养物质，可有效地改善人体内血管壁的弹性和防治动脉粥样硬化。所含的芦丁是治疗高血压病的有效药物。因此，常吃冬枣可对高血压、高脂血症、冠心病、动脉粥样硬化等心血管疾病起到一定的防治作用。

海带：有益于降压、降脂

中医认为，海带味咸、性寒，具有软坚散结、利水降压、降低血脂等多种功效。现代研究发现，海带中含有一种叫海带多糖的有效成分，可以降低血清总胆固醇和甘油三酯的含量，减少脂肪在体内的存积。海带中含有的纤维素，可以和胆汁酸结合而排出体外，从而减少胆固醇的合成，防止动脉粥样硬化的发生。海带中含有的昆布素有降低血脂的作用，能够使血中胆固醇含量大大降低。海带中的褐藻酸钠具有降血压作用，对高血压患者有益。

食物巧搭助降压

简单好做降压菜

了解了常见降血压食材，下面推荐一些有助于控制血压的菜谱，供大家日常选择。

香菇苋菜

【原料】干香菇5个，苋菜100克，葱丝、姜末、食盐各少许。

【做法】干香菇提前泡发，洗净，切成小块；苋菜洗净切段；锅内加入少许植物油，烧热后放入葱丝和姜末，煸炒至出香味，放入香菇，翻炒几下后，放入苋菜和少许食盐，翻炒至熟即可。

【功效】降压护血管。

凉拌芹菜叶

【原料】芹菜叶100克，食盐、葱末、蒜末、胡椒粉、香油、陈醋各少许。

【做法】芹菜叶洗净，稍微切一下，放入开水锅中焯2分钟，捞出后过凉水，沥干装盘，将食盐、葱末、蒜末、胡椒粉放在菜上面，锅内烧热少许油，烹在菜上面，再加入香油两滴、陈醋少许，搅拌均匀后佐餐食用。

【功效】凉拌芹菜叶能清肝火、降血压，对肝火旺盛，肝阳上亢引起的血压升高、头晕头痛有很好的疗效。

老醋花生

【原料】生花生米50克，老醋30毫升，食盐、香菜少许。

【做法】花生米去杂质及发霉的，放在烧至六成热的油中炸，边炸边用漏勺搅动，至花生米稍微变色，香味出来即可出锅。在炸好的花生米中放入食盐、香菜，倒入老醋，拌匀即可食用。

【功效】软化血管，降低血压。

芹菜胡萝卜丝

【原料】芹菜50克，胡萝卜1根，葱丝、食盐少许。

【做法】芹菜和胡萝卜分别洗净，切成丝。锅烧热，加植物油少许，放入切好的葱丝、芹菜丝和胡萝卜丝，翻炒片刻后，加入食盐，翻炒至熟即可。

【功效】养肝护肝、降低血压。

洋葱沙拉

【原料】黄洋葱（中等大小）1个，玉米粒50克，黑木耳10克，沙拉酱适量。

【做法】洋葱切成块；玉米提前煮熟；黑木耳提前泡发后洗净，揪成小片。将所有食材放入盘中，加入少许沙拉酱，拌匀即可。

【功效】降压降脂、保护眼睛。

蒜泥豌豆苗

【原料】豌豆苗150克，蒜泥、食盐各少许。

【做法】豌豆苗洗干净，中间切一刀；炒锅烧热，加少许植物油，放入豌豆苗和蒜泥，翻炒片刻加入食盐，再翻炒至熟即可。

【功效】清热、泻火、降压。

凉拌茼蒿

【原料】茼蒿100克，食盐、蒜泥、香油、香醋各少许。

【做法】茼蒿洗净，在开水锅中焯2分钟，捞出后沥干水分装盘，加入食盐、蒜泥、香油及少许香醋，拌匀即可。

【功效】清热降压。

小贴士

新鲜茼蒿呈深绿色，如果叶子发黄、叶尖开始枯萎，说明存放时间较久，不宜再买。茼蒿中含有芳香精油，遇热易挥发，所以烹调时应以大火快炒。对于胃肠功能不好的人来说，采用氽汤或凉拌对健康更有利。

淡味黑豆

【原料】黑豆100克，香醋、食盐少许。

【做法】将黑豆提前浸泡4小时以上，在开水锅中煮至黑豆刚刚熟，但又没有开花。捞出黑豆装盘，只加入少许食盐和香醋，拌匀即可食用。

【功效】降压护肾、软化血管。

杏仁菠菜

【原料】甜杏仁20克，菠菜100克，食盐、蒜末、香油、鸡精、醋适量。

【做法】将甜杏仁在开水中浸泡10分钟，之后去皮；菠菜洗净后在开水锅中焯2分钟。两种食材一起装盘，依个人口味加入食盐、蒜末、香油、鸡精、醋调味即可。

【功效】杏仁菠菜能养肝明目、护血管，对高血压以及高血压眼病有辅助食疗作用。

清炖鲫鱼

【原料】鲫鱼2条，葱、姜、蒜、食盐各适量。

【做法】鲫鱼去鱼鳞及内脏，洗净，放入开水锅中，依照个人口味加入葱、姜、蒜、食盐各适量，烧开后用小火慢炖15分钟即可。吃鱼肉，喝汤。

【功效】利水降压，健脑安神。

枸杞蒸蛋

【原料】枸杞子10克，鸡蛋2个，食盐少许。

【做法】枸杞子提前在清水中泡洗，去除杂质，再捞出备用。鸡蛋打成蛋液，撒入枸杞子和食盐，再加入适量温水（温水与蛋液的比例为1:1），搅拌均匀，放蒸锅里蒸10分钟，或者用微波炉以中火加热5分钟即可食用。

【功效】枸杞蒸蛋能滋肝、补肾，可用于降压，预防高血压肾病的辅助食疗。

百合炒鳝丝

【原料】干百合20克，鳝鱼150克，植物油、葱、姜、蒜、食盐、料酒、五香粉各适量。

【做法】干百合提前泡软，鳝鱼去内脏，切成丝，加入葱、姜、蒜、料酒、五香粉以及少许食盐腌10分钟。热锅凉油，加入鳝鱼先煸炒3～5分钟，然后加入百合，翻炒至鳝鱼熟即可。

【功效】百合炒鳝丝能滋阴、降压，适合高血压患者适当食用。

肉丝蕨菜

【原料】瘦猪肉100克，干蕨菜20克，植物油、葱、姜、蒜、食盐、料酒、五香粉各适量。

【做法】干蕨菜提前用清水泡软，瘦猪肉切成丝。锅内加植物油少许，烧至五成热的时候，加入猪肉丝翻炒，至肉变色后加入上面所有调料和泡好的蕨菜翻炒，肉熟即成。

【功效】肉丝蕨菜能降压、清肝，高血压患者可适当食用。

凉拌石花菜

【原料】石花菜50克，葱、姜、蒜、食盐、鸡精、胡椒粉各适量。

【做法】将石花菜用清水提前泡2个小时，之后在开水锅中焯5分钟，出锅过凉水，沥干水分后装盘，加入其他材料，搅拌均匀即可食用。

【功效】凉拌石花菜能清热降压，还能促进肠蠕动，高血压兼有便秘者最宜吃。

苦丁蒸饭

【原料】苦丁茶3克，大米50克。

【做法】苦丁茶用开水冲泡，大米淘洗干净。之后用茶水蒸大米即可。

【功效】苦丁蒸饭能降压、降脂，适合高血压患者、肥胖者食用。

玉米红豆饭

【原料】玉米10克，红小豆10克，大米50克。

【做法】玉米和红小豆提前浸泡4小时以上，之后与大米混匀，常法蒸熟即可，当主食食用。

【功效】清热降压、利水消肿。

山楂苹果盅

【原料】鲜山楂2个，苹果1个，鲜芹菜叶30克，冰糖6克。

【做法】以上原材一同放入碗中，加水少许，没过食材即可，隔水蒸20分钟，趁温热时吃所有食材，喝汤。

【功效】山楂苹果盅能降压降脂，适合血压高、血脂高的人喝。

芝麻海带丝

【原料】干海带丝20克，熟芝麻适量，食盐、陈醋各少许。

【做法】干海带丝提前浸泡一晚，之后清洗干净，在开水锅中煮至熟软，出锅后过凉水，沥干装盘，加食盐、陈醋以及熟芝麻，拌匀即可。

【功效】降压降脂，护肝肾。

韭菜炒豆芽

【原料】韭菜200克，绿豆芽100克，植物油、葱花、姜末、蒜末、食盐各适量。

【做法】韭菜洗干净，切成段；绿豆芽洗净。锅内放植物油烧热，放入葱花、姜末、蒜末，煸炒至香，将韭菜和绿豆芽倒入锅中，翻炒片刻，加入食盐，继续翻炒至断生即可。

【功效】利湿降压，补肾护肝。

蒜泥茄子

【原料】长茄子2个，蒜泥、食盐、胡椒粉各适量。

【做法】茄子削皮、洗净，切成薄片，放入蒸锅中蒸10分钟，取出放凉，倒出多余的水分，将蒜泥、食盐以及胡椒粉拌入即可食用。

【功效】清热祛火，降压利湿，软化血管。

芹菜拌胡萝卜

【原料】芹菜60克，胡萝卜1根，蒜泥、食盐、胡椒粉、香油、醋各适量。

【做法】芹菜洗净，切成段。胡萝卜切成丁，放入开水锅中焯熟，过凉水，同芹菜一起沥干装盘，依据个人口味加入蒜泥、食盐、胡椒粉、香油、醋各适量，拌匀即可。

【功效】芹菜拌胡萝卜营养丰富，能降压护目，适合高血压患者常吃。

酸甜萝卜丝

【原料】中等大小白萝卜1根，白糖、食盐各1小勺（约2克），醋、香油各适量。

【做法】白萝卜洗净削皮，切成细丝，加入食盐拌匀，静置10分钟，之后将渍出的水倒掉；再加入白糖拌匀，放置10分钟之后将渍出的水倒掉；然后加入醋、香油适量，拌匀即可。

【功效】降压、清热、祛痰。

小贴士

将白萝卜用食盐和白糖分别腌渍后，可以去除白萝卜的怪味，再调入醋，口感酸甜可口，非常开胃。

凉拌莴笋

【原料】莴笋1根，蒜泥、食盐、胡椒粉、香油、醋各适量。

【做法】莴笋削皮，切成薄片，在开水锅中焯2分钟，捞出过凉水，沥干装盘，加入蒜泥、食盐、胡椒粉、香油、醋各适量，拌匀即可。

【功效】凉拌莴笋能清热、降压、利水，适合高血压患者常吃。

冬笋炒肉

【原料】冬笋60克，猪瘦肉50克，植物油、葱、姜、蒜、食盐各适量。

【做法】将冬笋切成丝，猪瘦肉切细丝。在植物油烧至五成热的时候，放入肉丝，煸炒至肉丝变色，加入葱、姜、蒜和食盐，再翻炒几下，放入切好的冬笋，翻炒至熟即可。

【功效】冬笋炒肉能降压、通便，适合高血压患者常吃。

洋葱炒肉

【原料】洋葱1个，猪瘦肉50克，植物油、食盐各适量。

【做法】猪瘦肉切丝，洋葱切丝；将植物油烧至5成热的时候，放入肉丝，煸炒至肉丝变色，加入食盐，再翻炒几下，放入切好的洋葱，翻炒至熟即可。

【功效】洋葱含前列腺素A、维生素P等成分，对降“三高”有帮助。

芝麻拌莲藕

【原料】莲藕片100克，熟白芝麻15克，葱花、盐、香油各适量。

【做法】莲藕片先在沸水中氽烫熟，然后拌入葱花、盐、香油，最后撒上熟白芝麻，淋上香油即成。

【功效】这道菜能清热养阴，有利于控制血压，适合高血压患者在夏季食用。

凉拌土豆丝

【原料】土豆2个，干红辣椒1个，植物油、葱、姜、蒜、食盐、陈醋各适量。

【做法】土豆去皮，切成细丝，在开水锅中焯烫3分钟，捞出过凉水，沥干后装盘，将干红辣椒、葱、姜、蒜、食盐放于土豆丝上面，锅内烧热少许植物油，烹在调料上面，之后加入陈醋，搅拌均匀即可。

【功效】降血压、护血管、防中风。

豆芽拌鸡丝

【原料】熟鸡肉丝150克，豆芽100克，香菜1根，盐、香油、鸡精各适量。

【做法】豆芽择洗干净，在沸水中烫熟。香菜切碎末。熟鸡肉丝和豆芽一起放入碗中，加入盐、鸡精拌匀，调入香油，撒上香菜碎即成。

【功效】这道拌菜口味清爽、营养丰富，对控制血压有一定好处。

香菇油菜

【原料】干香菇10克，油菜100克，植物油、食盐、蒜末各适量。

【做法】香菇提前泡软，切成块；油菜清洗干净。锅内烧热少许植物油，倒入香菇和油菜翻炒片刻，再加入食盐和蒜末，翻炒至熟即可。

【功效】降压，利水。

长寿果芹叶

【原料】芹菜叶60克，花生仁30克，香油、食盐、陈醋各少许。

【做法】芹菜叶洗净，在开水锅中焯2分钟，捞出过凉水，沥干装盘，放入煮熟的花生仁，调入食盐、陈醋各少许，香油2~3滴，拌匀即可食用。

【功效】降压、软化血管。

小贴士

花生仁又称“长寿果”，适量食用对健康好处多。但这道菜中的花生仁不宜放多，花生仁中含有丰富的油脂，过多摄入会导致血脂升高，血管硬化。但适量摄入则对血压、血脂都有好处。

盐水煮毛豆

【原料】新鲜毛豆150克，食盐少许。

【做法】毛豆清洗干净，放入水中，加入食盐少许，大火煮至毛豆熟即可。

【功效】降压利水、降脂护肝。

芹菜炒冬菇

【原料】芹菜50克，鲜冬菇20克，植物油、食盐、葱花、姜末各少许。

【做法】芹菜切段，鲜冬菇切薄片。锅内加少许植物油烧热，放入葱花和姜末，煸炒至出香味时，放入切好的芹菜段和冬菇片，翻炒片刻，加入食盐后再翻炒至熟即可。

【功效】降血压、降血脂、提高免疫力。

清煮西蓝花

【原料】西蓝花100克，香油3滴，食盐2克。

【做法】西蓝花择成小朵，洗干净，放入开水锅中，并且加入香油和食盐，焯烫3分钟后捞出，装盘即可食用。

【功效】降压护血管、降脂解油腻、防癌。

黄豆芽炖豆腐

【原料】黄豆芽100克，北豆腐100克，植物油、葱花、姜末、食盐各适量。

【做法】黄豆芽择洗干净，北豆腐切块。锅内加少许植物油烧热，放入葱花、姜末煸炒至香，下入黄豆芽稍微翻炒之后，加入北豆腐、适量食盐以及开水，转成中小火慢炖约10分钟即成。

【功效】清热降压、降脂减肥。

每日稳压粥

很多人都习惯早餐或晚餐喝一碗粥，热气腾腾的，既能养护脾胃，也好消化。我们常说药补不如食补，利用食物和药物的一些保健功效合理进行搭配，对稳定病情是很有帮助的。很多食材都有辅助降血压的作用，如我们都知道的芹菜、菠菜等，下面推荐一些对稳定血压有益处的粥品供大家选择，这样吃既丰富了餐桌饮食的品种，也能辅助调节高血压，可谓一举两得。

银耳雪梨冰糖粥

【原料】银耳15克，中等大小雪梨1个，冰糖适量。

【做法】银耳提前泡发，雪梨洗干净之后切成小块。锅内烧开适量水，加入银耳和雪梨，煮15分钟，之后依据个人口味，加入冰糖适量，再煮2～3分钟即可。

【功效】清热降压，养心安神。

芹菜粳米粥

【原料】芹菜50克，粳米50克，盐适量。

【做法】芹菜洗干净后切成小段，粳米淘洗干净。锅内加适量清水烧开，先加入粳米煮粥，熟的时候加入芹菜，再煮5分钟，调入盐即可。

【功效】清热降压，养肝利尿。

百合银耳粥

【原料】干百合15克，银耳10克，粳米50克。

【做法】干百合和银耳提前泡软，粳米淘洗干净。锅内加适量清水，烧开水之后先下粳米熬粥，快熟的时候，加入泡好的百合与银耳，煮至粥熟即可。

【功效】养心安神，养肝降压。

白果冬瓜粥

【原料】白果10克，带皮冬瓜30克，粳米50克。

【做法】白果用搅拌机打碎，带皮冬瓜切小丁，粳米淘洗干净。锅中加适量清水，烧开后先煮粳米，快熟时，加入白果和冬瓜，煮至粥熟即可。

【功效】补肾养肺，利水消肿，降压。

菠菜小米粥

【原料】菠菜50克，小米50克。

【做法】小米淘洗干净，先熬粥，粥将熟的时候加入洗净切好的菠菜，煮沸即可关火。

【功效】清肝，明目，降压。

薏米芡实山药粥

【原料】鲜山药50克，薏米30克，芡实30克。

【做法】鲜山药削皮洗净，切成薄片备用；薏米和芡实提前浸泡2小时，之后加水煮粥，将熟的时候，加入切好的山药，再煮一二沸即可。

【功效】本粥能补肾、降压，适合高血压患者食用。

雪梨青瓜粥

【原料】中等大小雪梨1个，青瓜（黄瓜）1根，粳米50克。

【做法】粳米加适量清水先熬粥，煮米粥的时候，将雪梨和青瓜洗干净，切成块，米软之后，加入雪梨块和青瓜块，再煮3～5分钟即可。

【功效】清热、养肝、降压。

小贴士

雪梨和青瓜不要很早就切好，一定要等到粥快熟的时候再切，否则容易氧化变黑。

芡实莲藕粥

【原料】粳米30克，芡实30克，莲藕30克。

【做法】将芡实提前浸泡2小时，之后与粳米同煮粥，粥快熟的时候，加入切好的莲藕片，再煮5分钟即可。

【功效】芡实莲藕粥具有补肾健脾、利水降压的辅助食疗功效。

莴笋叶粥

【原料】莴笋叶50克，粳米50克。

【做法】莴笋叶洗干净，切碎备用；粳米先熬粥，快熟的时候加入切好的莴笋叶，再煮一二沸即可。

【功效】清热降压利尿。

香蕉粥

【原料】香蕉1根，粳米50克。

【做法】锅中加入适量粳米，常法先熬粥，快熟的时候加入切好的香蕉块，再煮2分钟即可关火。

【功效】香蕉粥有降压通便的辅助食疗功效。

小米莲子粥

【原料】小米50克，去心莲子6克。

【做法】莲子提前浸泡软，之后与小米一同熬粥服食。

【功效】养心安神，降压明目。

薏米绿豆粥

【原料】薏米20克，绿豆20克，粳米30克。

【做法】薏米提前浸泡4小时，与绿豆和粳米一同熬粥，趁温热服食。

【功效】降压利水，清热解毒。

苋菜粥

【原料】苋菜60克，粳米50克。

【做法】粳米常法先熬粥，将熟的时候加入洗净切段的苋菜，再煮一二沸即可。

【功效】清热，止血，降压。

无花果粥

【原料】无花果15克，粳米50克。

【做法】粳米常法先熬粥，将熟的时候加入无花果，再煮一二沸即可。

【功效】无花果粥具有降压通便、护血管的辅助食疗效果。

荸荠粥

【原料】荸荠5个，粳米50克。

【做法】荸荠削皮后洗净，切小块备用。锅中加入适量清水，下入粳米，常法先熬粥，快熟的时候，加入荸荠，再煮5分钟即可。

【功效】荸荠粥能清热降压，适用于高血压患者的辅助食疗。

海带粳米粥

【原料】干海带10克，粳米50克。

【做法】干海带提前泡软，切成小块备用，粳米淘洗干净，加水先熬粥，快熟时加入海带，熬至米熟海带软即可。

【功效】降脂降压，利水消肿。

豆浆粥

【原料】豆浆100毫升，玉米楂50克。

【做法】玉米楂淘洗干净先熬粥，将熟的时候加入豆浆，再煮一二沸即可。

【功效】清热通便，降脂降压，延缓衰老。

玉米渣粥

【原料】玉米楂50克，食用碱（碳酸钠）1克。

【做法】锅内加适量水烧开，下入玉米楂、食用碱，常法熬粥，一般熬煮15~20分钟即可。

【功效】降脂通便，降压消肿。

小贴士

在熬煮玉米粥的时候，加入少许碱面可以让玉米中的B族维生素充分释放到粥中，增加其营养。

牛奶燕麦粥

【原料】牛奶150毫升，燕麦30克。

【做法】将燕麦放入牛奶中，用微波炉高火加热3分钟即可。

【功效】降压降脂，通便润肠，护心健脑。

翠衣粥

【原料】西瓜翠衣30克，粳米50克。

【做法】锅中加适量水，下入粳米，常法先熬粥，快熟的时候，加入切成小块的西瓜翠衣，再煮约10分钟即可。

【功效】清热降压，通利小便。

小贴士

西瓜翠衣就是带绿色表皮的西瓜皮，这层绿色表皮所含的降压利水成分更多，因此不宜去掉，不过在食用之前一定要先将外表洗干净。

汤羹降压榜

汤是家常养生常用的饮食品种，它种类多样、营养丰富，每餐搭配一道汤，对高血压患者血压的控制和日常保健都是有益处的。

双耳蛋汤

【原料】木耳、银耳各5克，鸡蛋1个，葱末、姜末、水淀粉、食盐、味精、香油、陈醋各适量。

【做法】木耳和银耳提前泡软，洗净撕碎成小片；锅内烧热适量水，放入木耳和银耳，煮开后放入葱末、蒜末，再煮3分钟，之后将鸡蛋打散，转圈倒入锅内，打成蛋花，紧接着倒入适量水淀粉勾芡，锅开即可关火，最后加入食盐、味精以及少许香油和陈醋。

【功效】降压安眠、防血栓。

荸荠海蜇汤

【原料】荸荠3～5个，海蜇100克，葱末、姜末、食盐、味精、香油、陈醋各适量。

【做法】荸荠削皮洗净，切成小块；海蜇清洗干净。锅内放适量清水烧开，放入海蜇、荸荠块与葱末、姜末，煮10分钟即可关火，加入食盐、味精、香油、陈醋，拌匀即成。

【功效】清热降压，清肺护肝。

紫菜海带汤

【原料】紫菜10克，干海带10克，葱花、生姜末、食盐、胡椒粉、香油、鸡精各适量。

【做法】紫菜提前用清水泡洗干净；干海带提前泡发，切成片。锅内加适量清水烧开，加入泡好的海带及葱花、生姜末，转成中小火，慢炖至海带软后，加入紫菜以及胡椒粉，再煮一二沸即可关火，最后加入少许香油、食盐和鸡精。

【功效】控制“三高”，护血管。

海带排骨汤

【原料】干海带丝20克，猪排骨200克，山楂3个，生姜末、大葱段、蒜、花椒、大料、食盐各适量。

【做法】干海带丝提前泡软备用；猪排骨放锅内，加入适量凉水（没过即可），开火煮15分钟左右，氽出排骨中的血水。将排骨捞出，放入砂锅中，然后加入足量的开水，放入山楂、生姜末、大葱段、蒜、花椒、大料，小火慢炖1小时，之后加入适量食盐以及泡好的海带，再炖30分钟左右即成。

【功效】降压，养肝，护肾。

小贴士

炖海带排骨汤的时候，加入山楂有两个作用，一是可以解油腻，二是可以使排骨更易熟软。

双金针汤

【原料】金针菇30克，干金针菜（黄花菜）15克，番茄半个，葱末、姜末、食盐、胡椒粉、鸡精、香油各适量。

【做法】干金针菜用温水泡软，切段备用；金针菇洗净，切段；番茄切片备用。锅内烧开适量水，放入三种食材以及葱末、姜末、食盐、胡椒粉，煮开后再煮2分钟即可关火，加入少许味精、香油，搅匀后趁温热服食。

【功效】降压，护血管，增强记忆力。

豆腐鱼圆汤

【原料】北豆腐50克，鱼圆50克，葱丝、生姜末、食盐、胡椒粉、香油、鸡精各适量。

【做法】北豆腐切块备用。锅内烧开水适量，放入鱼圆和北豆腐块以及葱丝、生姜末、食盐，大火煮开后，中火再煮5分钟即可关火，最后放入胡椒粉、香油、鸡精略煮即成。

【功效】降脂降压。

猴头菇豆腐汤

【原料】猴头菇60克，北豆腐30克，葱末、姜末、食盐、胡椒粉、鸡精、香油、香醋、水淀粉各适量。

【做法】猴头菇洗干净后用淡盐水浸泡30分钟，切薄片备用；北豆腐切成同样大小的块。锅内加适量水烧热，放入猴头菇片、北豆腐块以及葱末、姜末、食盐、胡椒粉，煮10分钟之后用水淀粉勾芡，煮开后关火，加入鸡精、香油、香醋各适量，搅匀后趁温热喝。

【功效】护肝肾，降血压。

翠衣赤豆汤

【原料】带翠衣的西瓜皮50克，红小豆30克。

【做法】红小豆提前浸泡4小时，西瓜皮洗干净，切成小丁。锅中加入适量清水，凉水下红小豆，煮开后转成中小火，煮至红小豆熟的时候，加入西瓜皮，再煮5分钟即可。

【功效】清热解暑，利水降压。

土豆洋葱汤

【原料】中等大小土豆1个，洋葱半个，番茄1个，葱末、姜末、食盐、胡椒粉、鸡精、香油、香醋各适量。

【做法】土豆削皮洗净，切成小丁，在凉水中过一下，放入开水锅中煮，接着加入番茄（提前切碎）以及葱末、姜末、食盐、胡椒粉；至土豆熟的时候，加入洋葱（提前切好），再煮一二沸后关火，最后加入鸡精、香油、香醋各少许。

【功效】健脾胃，降血压，降血脂。

萝卜鲫鱼汤

【原料】鲫鱼2条，白萝卜半根，食盐、生姜片、葱段、胡椒粉各适量。

【做法】鲫鱼去鱼鳞及内脏，洗干净，在油锅中微微炸至两面金黄后捞出备用；白萝卜削皮，切成大块备用。汤锅中加入适量开水，放入白萝卜，上面放鲫鱼，加入生姜片、葱段，小火慢炖约10分钟，之后加入食盐以及胡椒粉，再煮5分钟即成。

【功效】清热利水，降压，防癌。

冬菇茭白汤

【原料】干冬菇10克，茭白1根，鸡蛋1个，食盐、生姜末、葱花、香油、胡椒粉各适量。

【做法】干冬菇提前泡发，洗净，切成小块；茭白洗净切片；鸡蛋打成蛋液。锅内加适量水烧开，放入冬菇块和茭白片，大火煮10分钟，放入生姜末、葱花、胡椒粉，之后打入鸡蛋液，煮开即可关火。

【功效】降压，提高免疫力。

银芽汤

【原料】银耳10克，绿豆芽50克，食盐、生姜末、葱花、胡椒粉、香油各适量。

【做法】将银耳用清水提前泡发，绿豆芽用清水洗干净。锅内烧热适量水，加入银耳、生姜末、葱花、胡椒粉，煮10分钟之后，加入绿豆芽、食盐，煮至绿豆芽熟即可，出锅前滴入香油。

【功效】滋阴清热，降压安神。

蒲菜汤

【原料】蒲菜150克，鸡蛋1个，香葱1根，食盐、鸡精、胡椒粉、香油、醋各少许。

【做法】蒲菜洗净，鸡蛋打散备用，香葱切碎。锅内烧开适量水，加入蒲菜略煮，之后再打入鸡蛋液，放入食盐、鸡精等调料调味，最后撒上香葱碎即成。

【功效】养肝护肝，清热降压。

杞叶番茄汤

【原料】枸杞叶50克，番茄1个，食盐、鸡精、香油各少许。

【做法】枸杞叶洗干净，番茄切碎。锅内烧热水，先加入切好的番茄，煮一二沸之后，再加入枸杞叶，煮沸后加入食盐、味精、香油调味即成。

【功效】养肝护肝，降压补肾。

白菜豆腐汤

【原料】白菜100克，豆腐60克，葱花、食盐、味精、胡椒粉、香油各适量。

【做法】白菜洗净切片，豆腐切成块，放入开水锅中煮开，加入葱花、食盐，再续煮5分钟后关火，最后加入味精、胡椒粉、香油各适量，搅匀即可食用。

【功效】清热降压。

紫菜番茄汤

【原料】紫菜6克，番茄(中等大小)1个，食盐、葱花、味精、胡椒粉、香油各适量。

【做法】紫菜撕碎，在清水中泡洗干净备用；番茄切小丁；锅内烧热适量水，先下入番茄，大火煮至番茄溶于汤时，放入紫菜及食盐、葱花、胡椒粉，再煮5分钟即可关火，最后加入味精和适量香油调味即可。

【功效】降压利水，降脂减肥。

黄花菜豆腐汤

【原料】干黄花菜15克，北豆腐60克，食盐、葱花、味精、胡椒粉、香油各适量。

【做法】干黄花菜提前泡软，切成段备用；北豆腐切块。锅内加适量水，烧开后下入黄花菜和北豆腐，煮10分钟左右，加入食盐、葱花、胡椒粉调味，再煮沸后即可关火，最后下入香油、味精各少许。

【功效】利水降压、安神养心。

鲫鱼赤豆汤

【原料】鲫鱼1条，红小豆30克，食盐、葱花、味精、胡椒粉、香油各适量。

【做法】红小豆提前浸泡4小时；鲫鱼去鳞及内脏，洗干净；锅内加适量水，烧开后下入红小豆先熬汤，20分钟后下入鲫鱼及食盐，再煮约10分钟，最后加入葱花、味精、胡椒粉、香油等调料，搅匀即可。本汤吃红小豆、鲫鱼，喝汤。

【功效】降压利水，养心护血管。

海米冬瓜汤

【原料】海米15克，冬瓜50克，葱花、味精、胡椒粉、香油各适量。

【做法】冬瓜切成小块，加水先煮10分钟，之后下入海米，再煮5分钟，最后加入葱花、味精、胡椒粉、香油各少许，略煮即成。

【功效】利水，消肿，降压。

小贴士

由于海米在加工过程中加入了食盐，因此，在做这道汤的时候，千万别再放盐了。过多摄入食盐对高血压患者有百害而无一利。

冬瓜荸荠汤

【原料】冬瓜40克，荸荠30克，冰糖3克。

【做法】冬瓜洗净，切成小块；荸荠去皮，切小块。将冬瓜块、荸荠块一同放入锅中，加适量清水，大火煮开后，小火慢炖20分钟，最后加入冰糖即可食用。

【功效】清热降压，利水消肿，养心清肺。

老鸭汤

【原料】老鸭1只，莴笋1根，食盐、生姜片、葱段各少许。

【做法】老鸭去毛及内脏，洗净，剁成大块，与生姜片、葱段一起放入锅中，加适量清水，大火煮开后，撇去浮沫，转成小火慢炖至鸭肉熟时，加入去皮切块的莴笋及食盐，再炖10分钟即成。

【功效】降压利水，补虚润燥。

牡蛎海带汤

【原料】牡蛎肉100克，干海带20克，食盐少许。

【做法】干海带提前浸泡24小时，之后洗干净，切成块；牡蛎肉洗干净。将牡蛎肉与海带一同放入锅中，加足量水炖煮至海带软的时候，加食盐少许调味即成。

【功效】降压降脂，护血管。

洋葱番茄汤

【原料】洋葱（中等大小）1个，番茄1个，葱花、生姜片各3克，食盐、胡椒粉、香油各少许。

【做法】洋葱切成片；番茄去皮，切小丁。锅内加适量水烧开，先将切好的番茄下进去，煮至番茄几乎完全溶入汤中时，放入切好的洋葱、葱花和生姜片，再煮3分钟即可关火，最后放入食盐、胡椒粉、香油调味。

【功效】降血压，降血脂，降血糖。

小贴士

洋葱入锅后煮的时间不要超过3分钟，时间太长会破坏其中的有效成分，影响食疗功效。

黄瓜紫菜汤

【原料】黄瓜半根，紫菜5克，鸡蛋1个，葱丝、生姜末、食盐、胡椒粉、香油、鸡精各适量。

【做法】黄瓜切成薄片，紫菜用清水泡洗干净，鸡蛋打成蛋液。锅内加适量清水，煮开后加入黄瓜和紫菜，煮开后加入葱丝、生姜末、食盐，再煮5分钟后，打入蛋液，再次煮开后即可关火，最后加入胡椒粉、香油、鸡精各少许，搅匀即可食用。

【功效】降压，减肥，清热。

苹果牛奶汤

【**原料**】苹果2个，牛奶300毫升。

【**做法**】苹果切成小块，与牛奶一起煮，开火后再煮3分钟即可。

【**功效**】护血管，降压降脂。

海带豆腐汤

【**原料**】干海带10克，冻豆腐100克，葱丝、生姜末、食盐、胡椒粉、香油、鸡精各适量。

【**做法**】干海带用清水提前泡发，洗净，切成小块；冻豆腐切小块备用。锅中加适量清水烧开后，放入海带以及葱丝、生姜末，煮至海带软的时候，加入冻豆腐以及食盐、胡椒粉，再煮一二沸后即可关火，加入香油、鸡精，搅匀即可。

【**功效**】清热降脂，降压利水，防癌。

虾皮青菜汤

【**原料**】小油菜100克，虾皮15克，葱末、生姜末、胡椒粉、香油、鸡精各适量。

【**做法**】小油菜洗干净，切碎；虾皮剁碎。锅内烧开水，放入虾皮、小油菜及葱末、生姜末、胡椒粉，再煮5分钟即可关火，最后放入香油、鸡精少许，搅匀即可。

【**功效**】降脂减肥，降压消肿。

小贴士

虾皮中含盐，因此，此汤中不必另外再加盐，以免食盐过量。

丝瓜瘦肉汤

【原料】猪瘦肉50克，丝瓜1根，葱丝、生姜末、胡椒粉、食盐、香油、鸡精各适量。

【做法】猪瘦肉切成丝，丝瓜削皮洗净，切成丝。锅内加水适量，烧开后下猪肉丝先煮，快熟的时候加入丝瓜、葱丝、生姜末、胡椒粉，再煮一二沸即可关火，最后加入几滴香油和少许盐、鸡精即成。

【功效】清热利水，降压降脂。

豌豆苗鸡丝汤

【原料】豌豆苗100克，鸡胸肉50克，水淀粉、葱丝、生姜末、胡椒粉、食盐、香油、鸡精各适量。

【做法】豌豆苗洗净，中间切一刀备用；鸡胸肉切成细丝，用水淀粉拌匀。锅内烧开适量水，将鸡丝一根一根滑进锅中，煮开后下入豌豆苗及葱丝、生姜末、胡椒粉、食盐，续煮至鸡肉熟即可关火，最后放入香油和鸡精即成。

【功效】降“三高”，补虚损。

金银汤

【原料】绿豆芽50克，干黄花菜10克，胡萝卜半根，葱丝、生姜末、胡椒粉、食盐、香油、鸡精各适量。

【做法】干黄花菜提前泡软，胡萝卜洗净，切成细丝，绿豆芽淘洗干净。锅内加适量清水烧开，将三种食材放入锅中，大火煮8分钟，之后加入葱丝、生姜末、胡椒粉、食盐、香油、鸡精各适量，调好味即成。

【功效】清热降压。

第六章
坚持按摩降血压

按摩是中医传统疗法之一，是通过一些手法所产生的外力，在患者身体特定的部位或穴位上按摩，从而起到疏通经络、调节气血、增强免疫力等保健效果。高血压属于慢性疾病，对于吃药每位患者都很发愁，因此，中医按摩成了非常受欢迎的一种疗法。通过在特定穴位的按摩，不仅可以起到降血压、提高免疫力、辅助治疗并发症的多重功效，且经济简便，不需要特殊医疗设备，也不受时间、地点、气候条件的限制，随时随地都可实行。

但是按摩通常起效较慢。所以高血压患者需要有耐心，长期坚持按摩，方可收到满意效果。有些患者可能坚持不下来，或者想起来就按按、想不起来就算了，这样是不可行的。

按摩知识掌握好

用按摩方法控制高血压，最主要的就是按摩部位的选取，一般会选择具有治疗或保健功效的穴位，因此，患者需要准确地找到按摩的部位。本书为大家推荐了一些好找且有利于控制血压的穴位，同时教大家一些简便取穴的方法，一学就能找到，万一找不到还可以照着穴位的配图来寻找，非常方便。其次，高血压患者进行按摩，还需要掌握按摩的力度，一般以局部有酸、麻、重、胀的感觉为最好，这也就是中医所说的“得气”。有了得气的感觉，才说明您按对了地方，按的方法、力度也得当，当然收到的效果也最好。

按同身寸找准穴位

许多人一说穴位就头痛，怕自己找不准，其实，有一种同身寸取穴比量法可以帮助您准确找到自己身体上的穴位。

同身寸取穴比量法出自《千金要方》，是指以患者本人体表的某些部位折定分寸，作为量取穴位的长度单位。主要有骨度和指寸法两种，临床多指后者，如中指同身寸等。

中指同身寸

是以患者的中指中节屈曲时手指内侧两端横纹头之间的距离作为1寸，可用于四肢部位取穴的直寸和背部取穴的横寸。

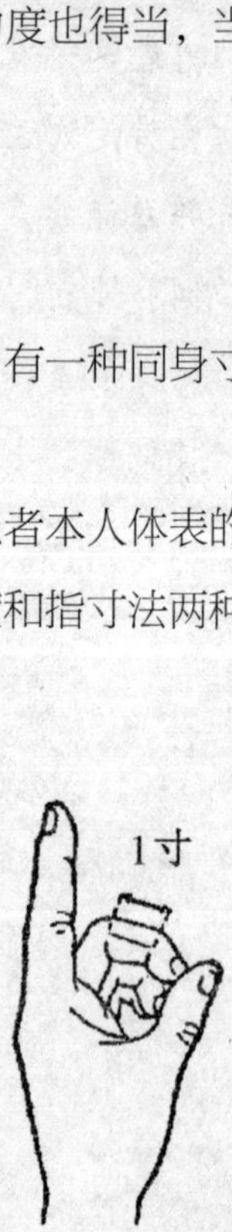

拇指同身寸

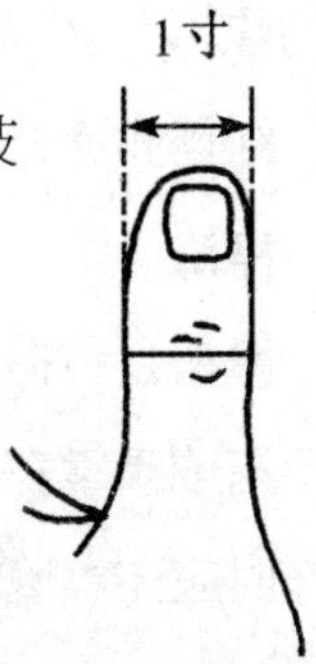

是以患者拇指指关节的宽度作为1寸，主要适用于四肢部的直寸取穴。

横指同身寸

也叫“一夫法”，是让患者将食指、中指、无名指和小指者四指并拢，以中指中节横纹处为准，四指横量作为3寸，食指与中指并拢为1.5寸。

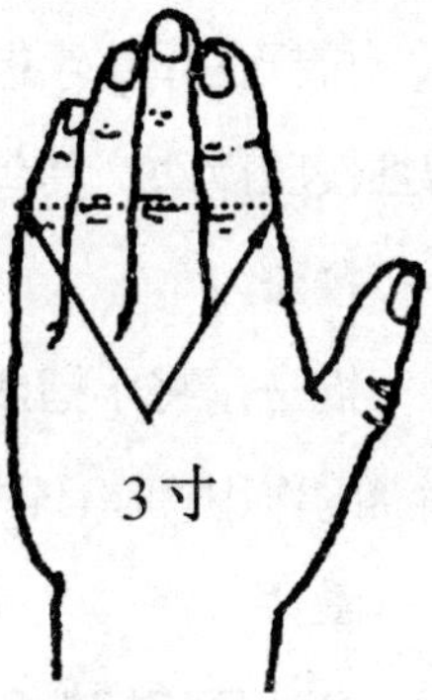

以上所说的“寸”，并没有具体数值。同身寸中的“一寸”在不同的人身体上长短是不同的，身高较高的人“一寸”要比较矮的人的“一寸”要长，这是由身体比例来决定的。所以同身寸只适用于个人身上，不能用自己的同身寸在别人身上来找穴位，这样做是找不准穴位的。

按摩手法很重要

推拿是通过许多不同形式的手法刺激人体的经络穴位或特定部位，起到防病治病、养生保健的目的。推拿手法多种多样，比如有以按捏为主的按法、压法、点法、拿法、捏法等，有以摩擦为主的推法、擦法、摩法、搓法、揉法等，有以振动肢体为主的拍法、抖法等，有以活动肢体关节为主的摇法、扳法、引伸法等。我们在此介绍一些常用的、简单的按摩操作手法，好懂易操作，适合患者自己在家学习使用。

擦法

擦法是将手掌或小鱼际贴附于按摩部位，腕关节放平，以肩关节为支点，上臂主动运动，带动掌或小鱼际做快速的直线往返运动，使之产生一定的热量。擦法具有温经散寒的作用。运用擦法时，可在局部涂抹按摩乳、红花油等，注意动作的速度、力量，以透热为度，切勿擦伤皮肤。

摩法

摩法是将指或掌置于按摩部位，以肘关节为支点，前臂主动运动，带动手指或手掌在体表做环形或直线往返摩动。摩法具有消瘀散结的作用。操作时应注意速度及压力宜均匀。

按揉法

按揉法是将手指螺纹面或掌根置于按摩部位，前臂主动用力，进行节律性按压揉动，具有通络止痛的作用。操作时应注意按揉并重，节律均匀。

推法

推法是将手指或手掌着力于按摩部位，做单方向直线推动，具有理气消滞的作用。操作时应注意沿单方向直线推进，压力平稳适中。

拿法

拿法是用拇指和食指、中指，或用拇指和其余四指的指腹，相对用力紧捏住身体一定部位的按摩法，起到局部按摩效果。操作时动作要缓和，有连贯性。

捏法

在适当部位，利用手指把皮肤和肌肉从骨面上提起来，叫做捏法。捏法和拿法相似，但需将皮肤提起。拿法用力要重些，捏法用力要轻些。捏法是按摩中常用的基本手法，它常常与揉法配合进行。捏法，实际包括了指尖的挤压作用，捏法轻微挤压肌肉，能使皮肤、肌腱活动能力加强，能改善血液和淋巴循环。

按摩时出现不适要及时停止

对于轻、中度高血压患者，在血压控制比较理想的情况下，只要按摩力度适中、按摩部位正确，一般是不会发生意外的。对于重度高血压患者，血压控制不良以及高血压伴有严重心、肾功能不全的患者，最好先不要按摩，将血压控制在理想范围内时，再配合按摩降压。另外，有脑出血、心肌梗死的高血压患者，在刺激穴位时，一定要避免强刺激，以免发生意外。按摩时，一旦出现任何不适，均应及时停止按摩，并且找到原因，进行相应的处理。

按摩穴位降血压

头面部按摩

摸降压沟（耳背沟）

【取穴】位于耳郭背面，由耳郭的内上方斜向外下方行走，用手摸时可以清晰地摸到一条凹沟。

【按摩方法】双手四指并拢微屈，分别沿着同侧的降压沟反复按摩，每次3分钟，每日2次。

【功效】降压沟又叫耳背沟，是耳朵上的降压反应点，按摩降压沟可以间接地刺激脊神经，经常按摩不仅能降压，对脏腑也有一定的调理作用，可对人体产生良性刺激。

揉太阳

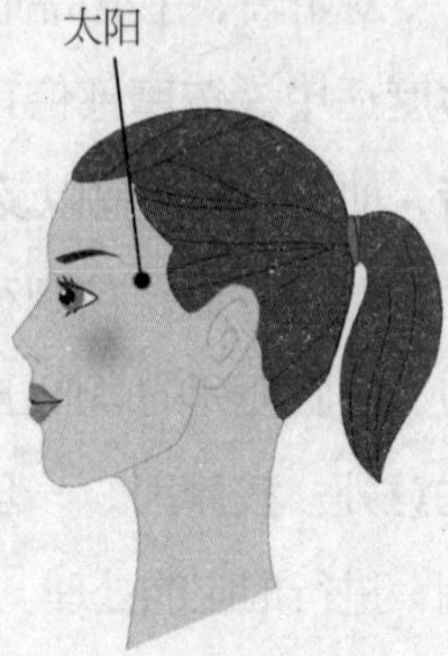

【取穴】在耳郭前，前额两侧，当眉梢和外眼角的中点向后的凹陷处（用手摸最凹陷处）。

【按摩方法】按摩时首先调整好身体姿势，坐站皆可，但要身体端正，脊背挺直，挺胸收腹，情绪稳定，精神集中。以两手拇指指腹分别按在两边的太阳穴上，顺时针按揉3分钟，力度不宜太重，感觉有压迫感即可，每日1次。

【功效】促进脑部气血运行，调理血压。

拍百会

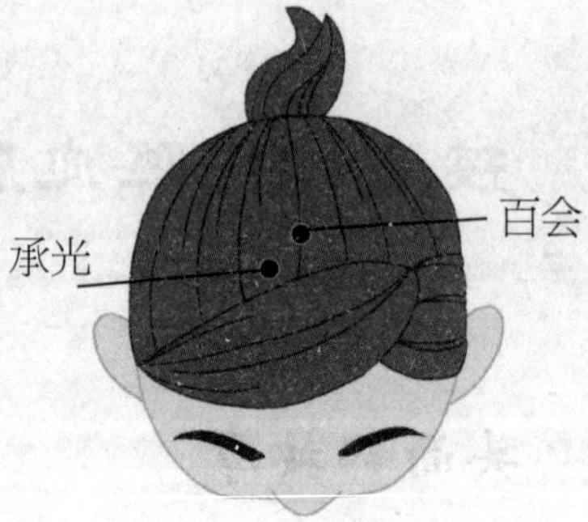

【取穴】在头部前后正中线上，两耳尖连线的中点，头顶正中。

【按摩方法】将一只手的四指并拢，稍稍弯曲，用指腹轻轻拍打头顶百会穴，每次3分钟，每日2次。

【功效】清头醒脑，止头痛、眩晕。

拍承光

【取穴】在头部，当前发际正中直上2.5寸，旁开1.5寸。取穴时，以中指与鼻靠齐，四指并拢，往上插入头发中，中指根部顶住前发际时，小指指尖、食指第一指节所对应的部位，就是两边的承光穴。

【按摩方法】先搓热两手，以两手手心对准两侧承光穴，以连续2次或接连3次的节奏拍击承光，持续3分钟时间，每日2次。

【功效】当承光穴受到刺激，会使气血进入眼部，对眼睛周围的血管以及神经都有一定的保护作用，有利于延缓和治疗高血压并发的眼病，并且可以消除平时眼睛的疲劳、干涩感。

抓四神聪

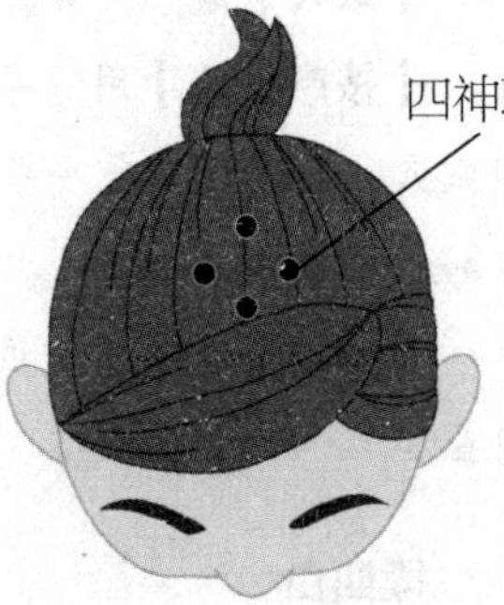

【取穴】百会穴前后左右各1寸，共4个穴。

【按摩方法】将一只手的五指微微弯曲，在头顶抓50次，每日1次。

【功效】刺激四神聪有利于消除高血压头痛、眩晕、失眠、健忘的症状。

点承泣

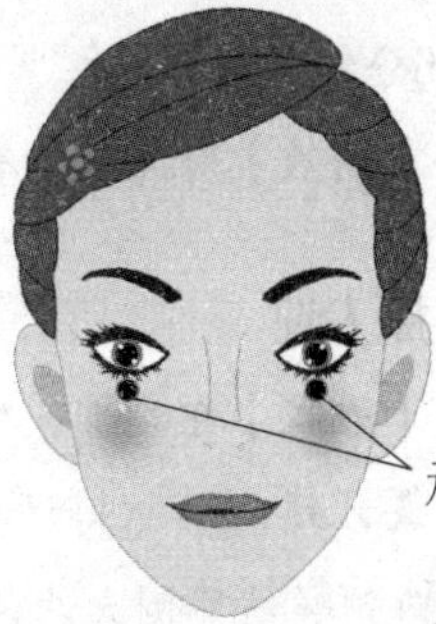

【取穴】承泣穴位于面部，瞳孔直下，在眼球与眶下缘之间。取穴时患者可取正坐位，也可仰卧。

【按摩方法】双眼自然闭合，将双手的中指分别置于承泣穴，之后顺时针点揉承泣穴5分钟，每日1次。

【功效】对高血压日久伴有的眼部损害，如老花眼、白内障、视神经萎缩均有辅助治疗的效果。

点听宫

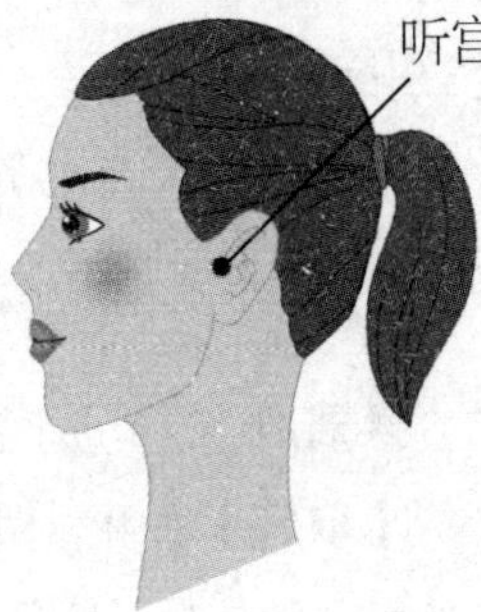

【取穴】在面部，耳屏前，下颌骨髁状突的后方，张口时呈凹陷处。

【按摩方法】用双手中指分别点按同侧的听宫穴，每次3分钟，每日2次。

【功效】利水消肿，止高血压头痛。

揉印堂

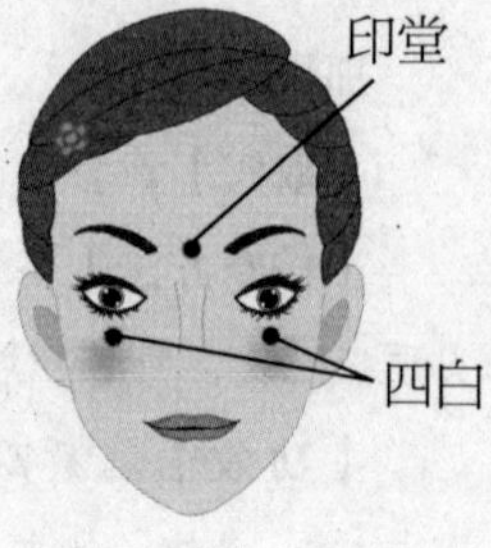

【取穴】额头，两眉头连线的中点。

【按摩方法】用一手的中指以转圈的形式按揉印堂穴，力度稍微重一些，以能承受为度，每次按揉5分钟，每日早晚各1次。

【功效】能清利头目，对高血压头痛、眩晕者有益。

揉四白

【取穴】目正视，瞳孔直下，眼眶下缘正中直下一横指处。

【按摩方法】双眼自然闭合，将双手的中指分别置于四白穴，之后顺时针点揉5分钟，每日1次。

【功效】对高血压表现为头痛、眩晕者有良效。

揉人迎

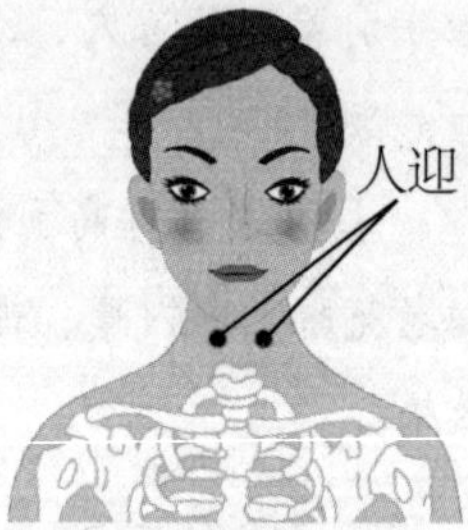

【取穴】在颈部，喉结旁开1.5寸，胸锁乳突肌的前缘，颈总动脉搏动处。取穴时，患者正坐或仰卧，前颈喉结外侧大约两横指处。

【按摩方法】将两手四指并拢，分别置于两侧人迎穴，以和缓、轻柔的速度和力度转圈按揉，每次3分钟，每日1次。

【功效】人迎穴是足阳明胃经的穴位，按揉此处可以缓解高血压所致的头晕、头痛等症状。

揉翳风

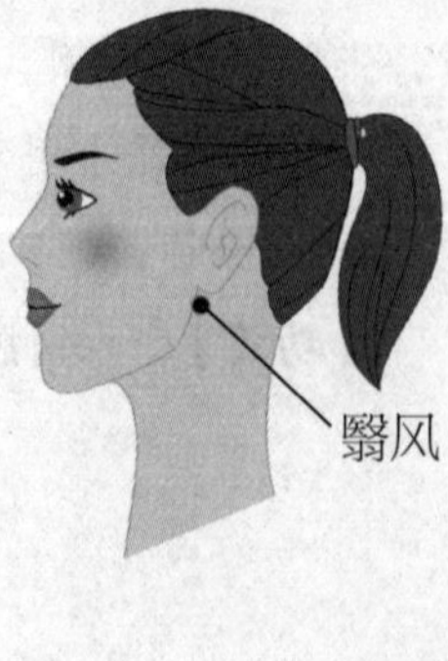

【取穴】在耳垂后方，当乳突与下颌角之间的凹陷处。取穴时，患者正坐或侧卧，耳垂微向后折，于乳突前方凹陷处取穴。

【按摩方法】将两手食指、中指并拢，分别置于两耳后的翳风穴，以顺时针方向缓慢按揉36圈，每日2次。

【功效】此穴为手少阳三焦经腧穴，具有聪耳通窍、消热泻火的功效。对高血压伴耳鸣、听力下降者有治疗作用。

捏风池

【取穴】当后颈部，枕骨之下，两条大筋（胸锁乳突肌与斜方肌）外缘陷窝中，与耳垂齐平，左右各一。

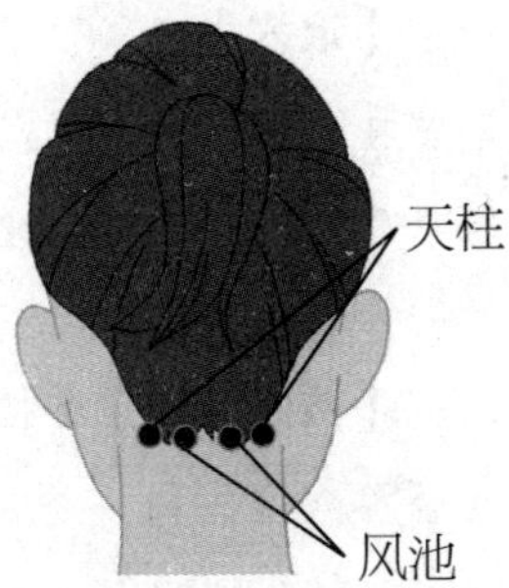

【按摩方法】将一侧手做钳状，在后脖子处拿捏5分钟，每日1次。

【功效】对消除高血压所致的头痛、眩晕、颈项强痛有良效。

拍天柱

【取穴】位于枕骨正下方凹陷处，也就是颈后有一块突起的肌肉（斜方肌），此肌肉外侧凹陷处，后发际正中旁开约1.5寸即是此穴。

【按摩方法】两手分别置于颈后两侧的天柱穴，轻轻拍打，持续3分钟，每日1次即可。

【功效】该穴是治疗头部、颈部、脊椎及神经系统疾病的首选穴之一，按摩此穴不仅可以缓解高血压引起的头痛、眼花，还对伴有肩部肌肉僵硬、酸痛、颈椎疾病者有治疗作用。

上肢按摩

揉内关

【取穴】在前臂掌侧，腕横纹上2寸，掌长肌腱与桡侧腕屈肌腱之间。取穴时以腕横纹为界，向上量2寸，腕横纹所对的中点即是。

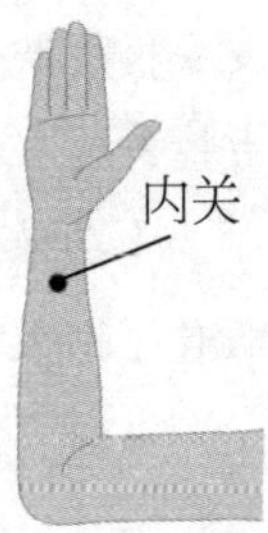

【按摩方法】用一只手的拇指指腹以转圈的方式揉另一

侧的内关穴，每次3分钟，之后换手同法揉对侧内关穴，也是3分钟。每日1次。

【功效】刺激此穴可疏导水湿、宁心安神、理气止痛，对高血压伴有的水肿、头痛、失眠、心悸均有一定的缓解作用。

按合谷

【取穴】合谷位于手背虎口处，在第一掌骨与第二掌骨间凹陷中。取穴时，以一手的拇指指骨关节横纹，放在另一手拇、食指之间的指蹼缘上，拇指尖所对的位置就是该穴。

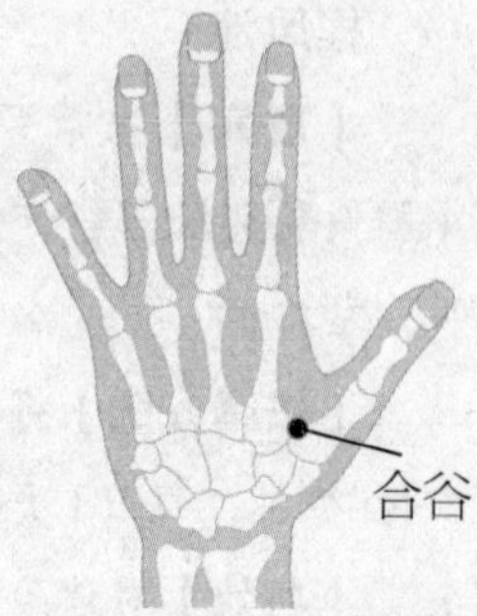

【按摩方法】在按摩时，用一手拇指屈曲垂直按在合谷穴上，做一紧一松的按压，频率为每2秒钟1次，即每分钟30次，连续按压2分钟。每日1次。按压时要有力度，穴位下面出现酸、麻、胀的感觉最好。

【功效】合谷穴属于手阳明大肠经，刺激合谷穴具补气安神、益气回阳之功效，可稳定高血压患者急躁、紧张的情绪，对高血压伴有的头痛也有很好的缓解疗效。

点尺泽

【取穴】尺泽穴位于手臂肘部，取此穴位时患者采用正坐姿势，掌心向脸，屈肘，在内侧肘横纹尽头就是此穴。

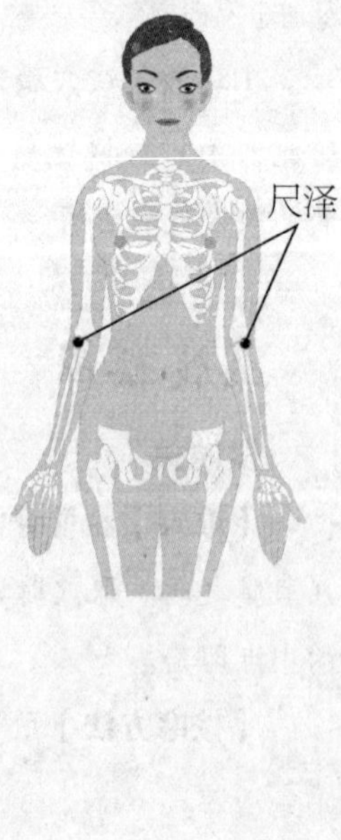

【按摩方法】用一侧手掌托着另一侧的手肘，然后用手指点按位于内侧肘横纹的尺泽穴，点按力度要稍稍重一些，感觉重胀即可，每次点3分钟，之后换手同法点按另一侧尺泽穴。每日1次。

【功效】清宣肺气、泻火降逆。对高血压伴有咽喉红肿疼痛、呼吸气粗者有良效。

掐曲池

【取穴】曲池穴位于肘横纹外侧端，屈肘，肘横纹尽头处即是。

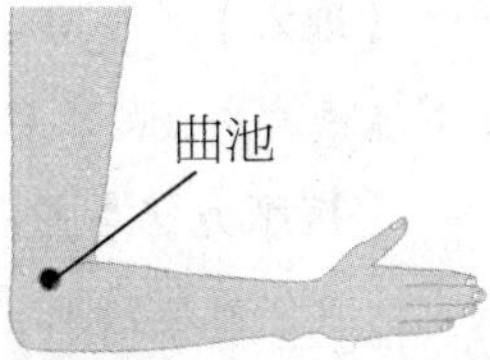

【按摩方法】用一侧手掌托着另一侧的手肘，然后用手指点按外侧肘横纹的曲池穴，点按力度要稍稍重一些，感觉重胀即可，每次点3分钟，之后换手同法点按另一侧曲池穴。每日1次。

【功效】刺激曲池穴对血管舒缩功能有调节作用，可有效降低血压，并且可增强心肌收缩力、减缓心率，对高血压伴有冠心病、房性早搏、心房颤动等有一定的治疗作用。

按养老

【取穴】养老穴是手太阳小肠经穴。在前臂背面尺侧，当尺骨小头近端桡侧凹陷中。取穴时，患者屈肘，掌心向胸，在尺骨茎突处可摸到有一凹陷，手掌转动时凹陷就会消失，此处即是养老穴。

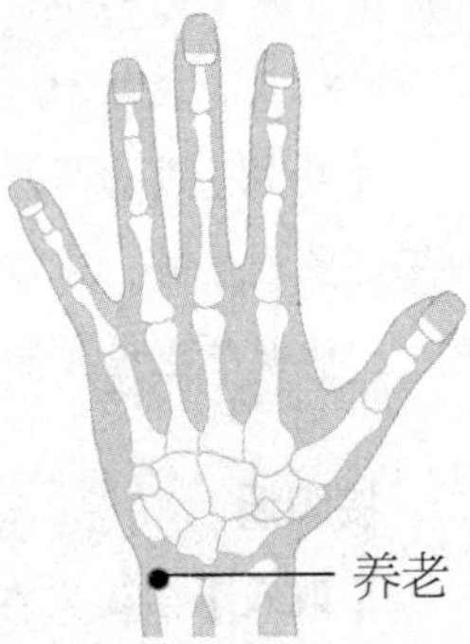

【按摩方法】用一只手的拇指和食指夹住手腕，拇指固定不动，食指在养老穴点按，力度要稍重些，以感觉有麻胀感为宜，每次点按3分钟，之后同法换手点按，每日1次。长期坚持，收效甚好。

【功效】养老为手太阳小肠经的郄穴，刺激此穴具有清头明目、疏经活络的功效，对高血压伴有头痛、视力下降者以及小腿抽筋者，均有一定效果。

点少海

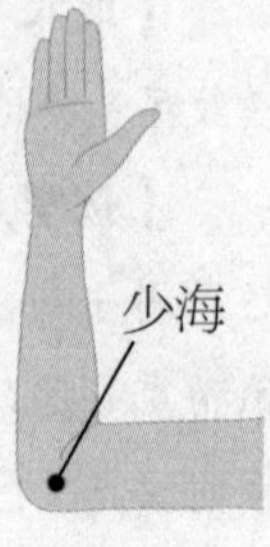

【取穴】手少阴心经穴。屈肘，在肘横纹内侧端与肱骨内上髁连线的中点处。屈肘，在肘横纹尺侧纹头凹陷处即是。

【按摩方法】屈肘，用一只手的拇指点按另一侧的少海穴，力度以感觉酸麻重胀为宜，每次3分钟，之后换手点按另一侧，每日2次。

【功效】理气通络、益心安神。对高血压伴有神经衰弱、头痛、眩晕的患者有一定效果。

掐劳宫

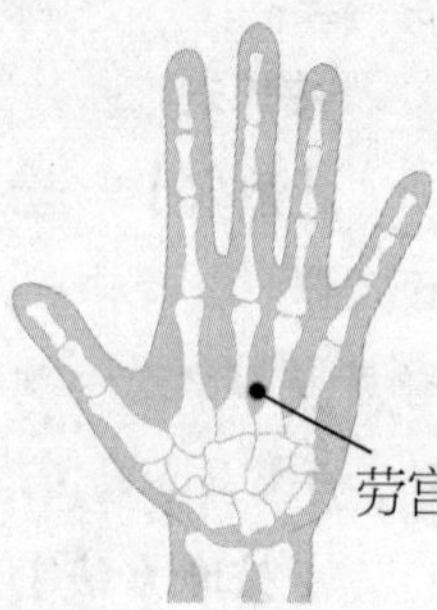

【取穴】握拳后中指尖所指处即是。

【按摩方法】保持心平气和、呼吸均匀、双目微闭。用一只手的拇指指尖点掐另一侧的劳宫穴，频率为每2秒钟1次，持续3分钟，之后换手同法掐另一只手。

【功效】高血压患者因生气、暴怒或过喜等刺激，血压会急剧上升，这有可能诱发脑出血。此时，可掐劳宫穴，能调节血压并使其逐渐恢复正常。

按阳溪

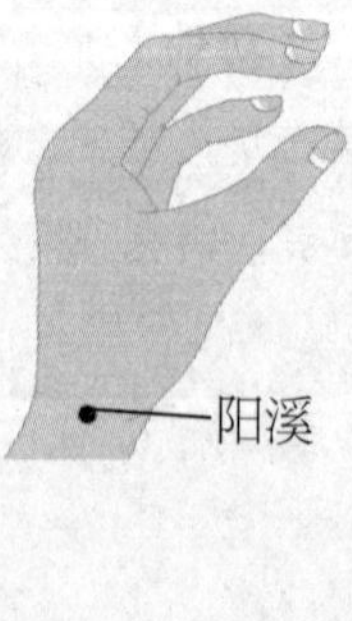

【取穴】阳溪穴在腕关节桡侧，屈肘，掌心向胸，拇指向上翘时，当拇短伸肌腱和拇长伸肌腱之间的凹陷中。

【按摩方法】用一只手的拇指点按另一侧的阳溪穴，力度以感觉酸麻重胀为宜，每次3分钟，之后换手点按另一侧，每日2次。

【功效】对高血压伴有头痛、目赤肿痛、耳鸣者有良效。脑卒中半身不遂的患者，也可以按此穴来辅助治疗。

拨极泉

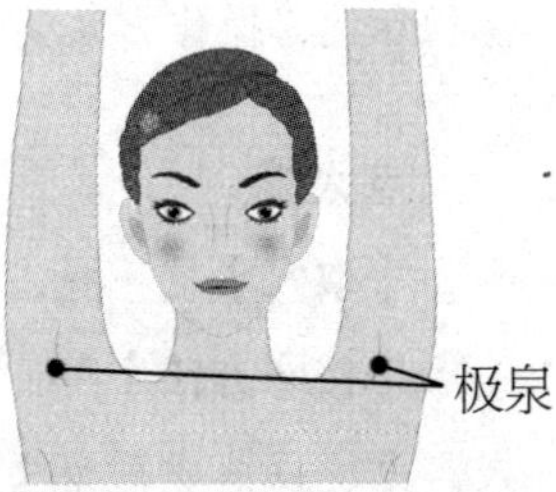

【**取穴**】极泉穴是手少阴心经的穴位，位于腋窝下，腋动脉搏动处，左右各一。

【**按摩方法**】将右手四指并拢，微微弯曲，伸入左侧腋下，找到腋动脉搏动处，之后用力左右拨，力度以感觉疼痛为宜，每次5分钟。

【**功效**】本法具有宽胸理气、通经止痛的作用。常拨极泉对高血压伴有冠心病、心律不齐的患者有帮助。

点神门

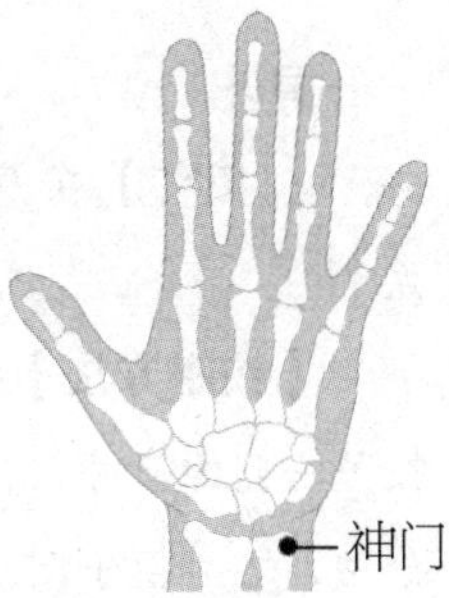

【**取穴**】神门穴是手少阴心经的穴位，位于手腕部，掌侧横纹尺侧端（掌心向胸，掌横纹的内侧端），尺侧腕屈肌腱的桡侧凹陷处。

【**按摩方法**】用一只手的拇指点另一侧的神门穴，点一下放一下，点的力度以感觉酸麻重胀为宜，每次3分钟，之后换手同法点另一侧，每日2次。

【**功效**】对高血压患者表现为心烦、惊悸、健忘、失眠、胸胁痛者有一定改善效果。

按支沟

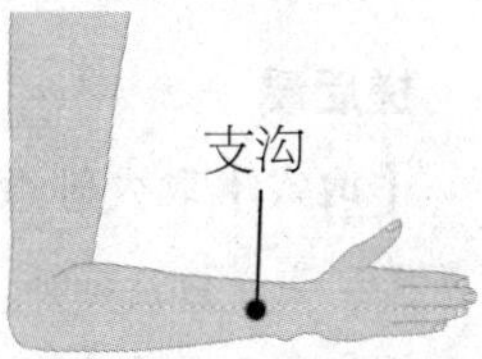

【**取穴**】腕背横纹上3寸，桡骨与尺骨之间。找到腕横纹，其中点上3寸即是。

【**按摩方法**】每天早晨于排便前，用拇指分别按摩指压双侧支沟穴，由轻到重，按摩指压处有酸麻胀痛感，按摩20分钟后患者即感肠蠕动加强而产生便意，并顺利排便。若效果不佳，可继续按摩直到排便。

【**功效**】支沟穴为手少阳三焦经穴，既能疏理少阳之气，又为通便之特效穴，按摩指压支沟穴则能宣通三焦气机，通调水道，使三焦腑气得通，津液得下，大肠传导功能恢复正常，便秘得愈。按摩支沟穴可改善高血压患者伴有的便秘症状，操作方法简单易学，疗效可靠，无副作用。

点太渊

【**取穴**】在手腕，掌侧横纹桡侧，桡动脉搏动处。

【**按摩方法**】用一只手的拇指点按另一侧手的太渊穴，力度以感觉酸麻重胀为宜，持续点按3分钟，之后换手同法点按另一侧太渊穴。每日1次。

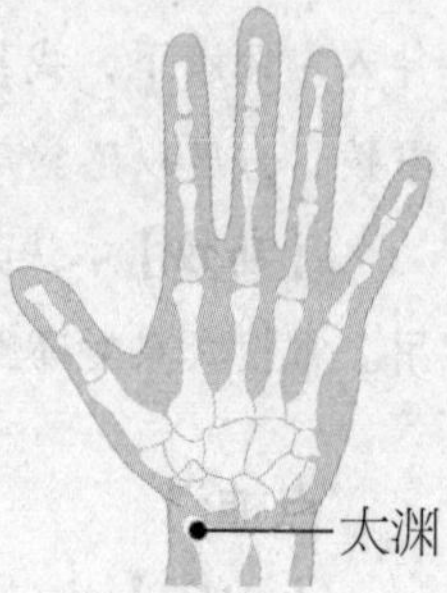

【**功效**】太渊穴为手太阴肺经的输穴、原穴，八会穴之脉会。刺激此穴可通调血脉，调节血压。

肩井

【**取穴**】在肩上，当大椎与肩峰端连线的中点上。

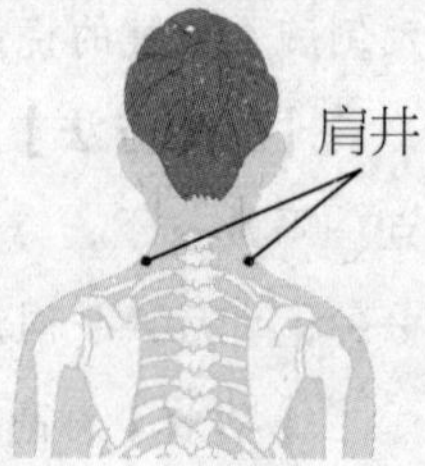

【**按摩方法**】将一只手四指并拢，微微弯曲，点按另一侧的肩井穴，力度以感觉酸麻重胀为宜，每次3分钟，之后换手同法点按另一侧。

【**功效**】肩井穴为足少阳胆经穴，刺激此穴可疏风清热、活络消肿，对高血压伴有急躁易怒、小腿抽筋以及下肢水肿者均有辅助治疗的作用。

搓后溪

【**取穴**】取穴时患者微微握拳，第5指掌关节后尺侧的远侧掌横纹头赤白肉际处。

【**按摩方法**】将两手分别微微握拳，以两侧的后溪穴为中心，相互推搓，持续3分钟，每日2次。

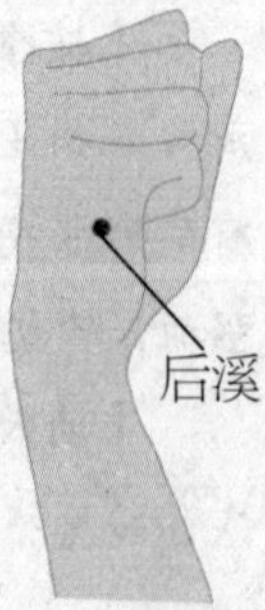

【**功效**】后溪穴为手太阳小肠经的输穴，又为八脉交会穴之一。推搓此穴有利窍宁神之功效，对高血压伴有失眠、头痛、耳鸣、眼花等症者有较好的效果。

躯干部按摩

推膻中

【取穴】在人体前正中线上，两乳头连线的中点处。

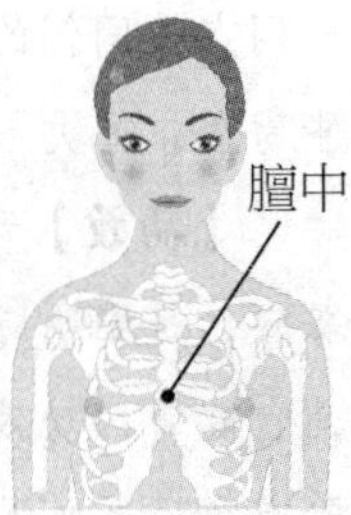

【按摩方法】按摩时，先用拇指按揉膻中穴3分钟，由轻到重，以能承受为度。然后把手掌伸直，用手掌靠小指的一侧，以膻中为中心，上下推12次（一上一下为一次），每日早晚各1次。

【功效】膻中穴是八会穴之一，全身之气均会于膻中穴。按摩膻中可以疏肝气、开胸解郁，使肝气及全身气机调畅，有利于情绪的稳定，对高血压患者的情绪具有调节作用，心情舒畅则有利于稳定血压。

揉神阙

【取穴】在腹部，肚脐中央。

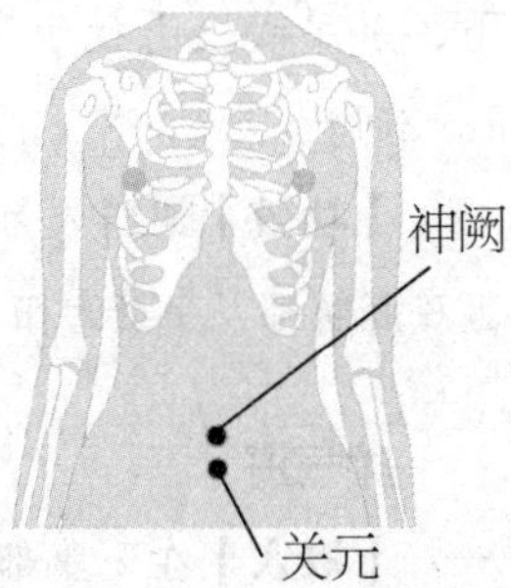

【按摩方法】患者平卧，将一只手平放于肚脐处，另一只手叠于上面，之后按照顺时针方向揉30次，逆时针方向再揉30次，此为1回，每日1回即可。

【功效】通腑降压，促消化，消水肿。

揉关元

【取穴】关元穴为小肠经的募穴，足三阴经与任脉的交会穴。在腹中线上，肚脐直下3寸。患者仰卧，将一只手四指并拢，从肚脐直下量四横指处就是此穴。

【按摩方法】点按时，患者用一只手的拇指旋转按揉此穴，力度以感觉酸胀为宜，每次3分钟，每日2次。

【功效】点按此穴具有培补元气、降低血压的功效，长期按摩有利于降血压。

点天枢

【取穴】在腹部，肚脐旁开2寸处，左右各一。

【按摩方法】仰卧于床上，以两手的拇指或中指分别点按同侧的天枢穴，力度要重些，以感觉酸麻重胀为宜，每次点按5分钟，每日1次。

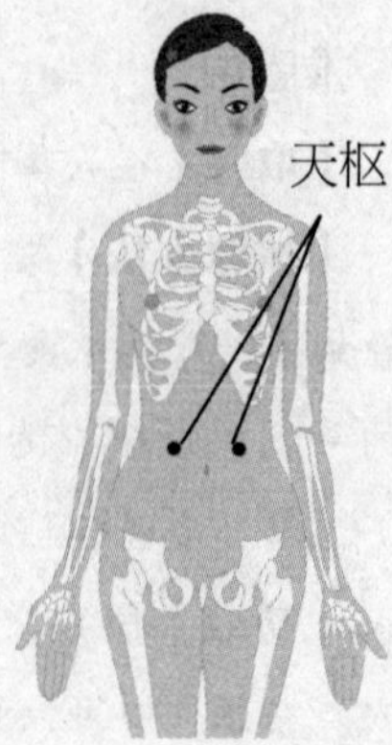

【功效】天枢穴是足阳明胃经的穴位，大肠经之募穴，是阳明脉气所发，具有疏调肠腑、理气行滞、消食健胃的功效。刺激天枢穴对于改善肠腑功能，消除或减轻高血压患者经常便秘的症状有一定帮助。

抚期门

【取穴】位于胸部，乳头直下，第6肋间隙，前正中线旁开4寸。

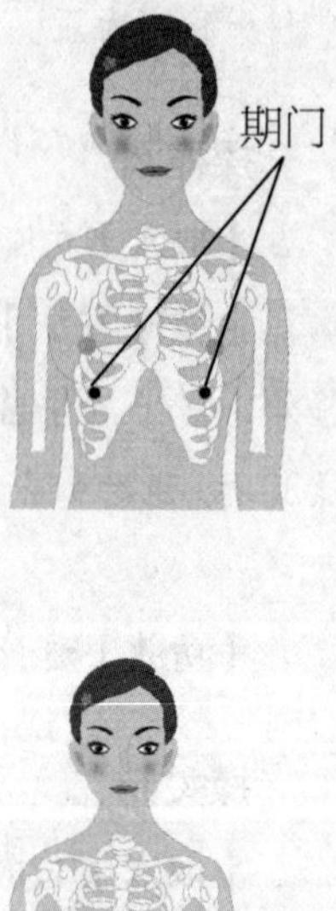

【按摩方法】将两臂交叉，两手分别置于对侧胁下，以手心上下抚于期门穴处，36次为一回，每日1～2回。

【功效】期门穴为足厥阴肝经的穴位，刺激此穴可疏肝解郁、平肝潜阳、降低血压。

揉气海

【取穴】在下腹部，前正中线上，当脐下1.5寸处。仰卧于床上，以肚脐为起点，将食指、中指伸直并拢向下衡量两指，肚脐直下，手指边所对的地方就是此穴。

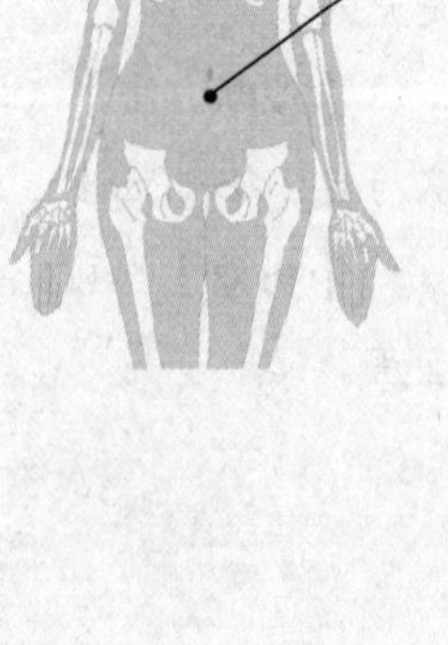

【按摩方法】将四指并拢，以气海为中心，按顺时针方向揉48圈，速度要慢，力度稍微重些为宜，每日2次。

【功效】气海穴为任脉的穴位，为元气聚集之处。气为血之帅，能推动血液运行，血液运行通畅则血压平稳。

摩大横

【取穴】在腹中部，距脐中4寸。

【按摩方法】将四指并拢，以大横为中心，按顺时针方向按揉48圈，速度要慢，力度稍微重些为宜，每日2次。

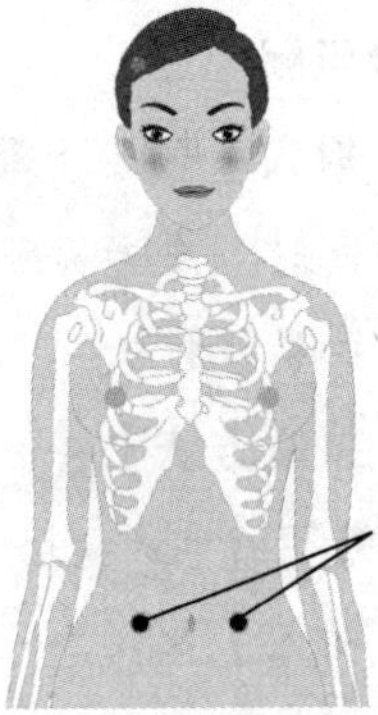

【功效】此穴为足太阴脾经穴位，脾经气血在此形成水湿风气，故按摩此穴可调节脾运化水湿的功效，水湿健运水液就不会在体内停聚，从而消除高血压患伴水肿的症状。

擦肾俞

【取穴】在第二腰椎棘突旁开1.5寸处。

【按摩方法】每日临睡前，坐于床边，双腿自然下垂，两手先相互摩擦，至手掌发热，然后分别将两掌心贴于同侧肾俞穴，摩擦双侧肾俞穴，每次10分钟，以腰部感觉微微发热为宜。或者于每日散步时，双手握空拳，边走边击打双侧肾俞穴，每次击打50次。

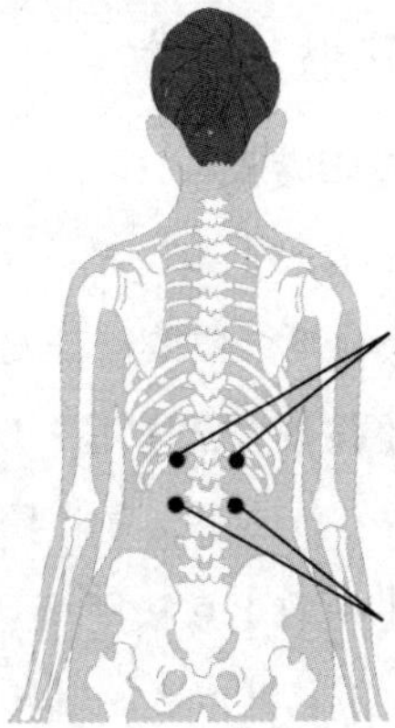

【功效】补虚损、护肾、降血压。

按脾俞

【取穴】在背部，当第11胸椎棘突下，旁开1.5寸。

【按摩方法】按摩此穴需在家人的帮助下进行。患者取俯卧位，家人将双手十指伸直，一只手重叠在另一只手上，沿顺时针方向按揉脾俞穴，每次3分钟，每日2次。

【功效】此穴属于足太阳膀胱经穴，脾经的背俞穴。脾脏的湿热之气由脾俞穴外输膀胱经，因此刺激此穴具有健脾利水、祛湿化浊的功效，对高血压伴有腿肿、眼睑肿的患者有一定效果。

揉巨阙

【取穴】位于上腹部，前正中线上，当脐中上6寸。取穴时，患者仰卧，在左右肋骨相交之处，再向下二指宽即为此穴。

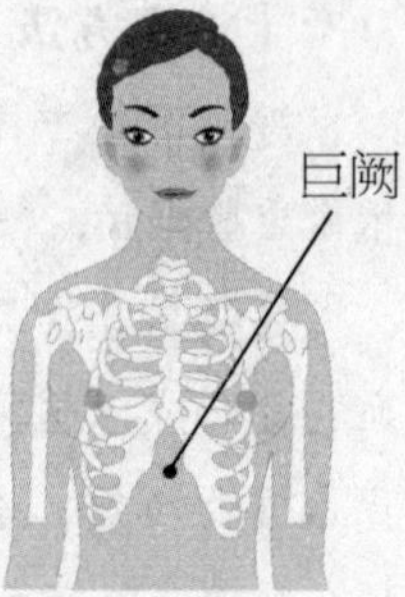

【按摩方法】将一手手掌伸直，放于巨阙穴上，然后以转圈的方式揉巨阙穴，每次3分钟，每日1次。

【功效】此穴为任脉上的穴位，对高血压伴有胸痛、胸闷气短、心烦、健忘者有辅助治疗作用，可有效缓解症状。

下肢按摩

按阳陵泉

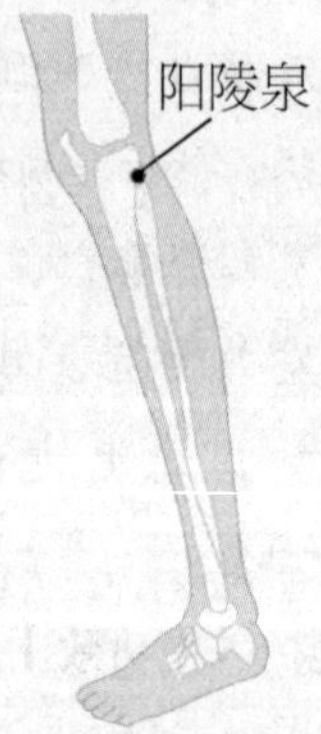

【取穴】阳陵泉是足少阳胆经的穴位，在小腿外侧，当腓骨头前下方凹陷处，左右各一。

【按摩方法】用一只手的拇指按揉同侧的阳陵泉，每次左、右各按60下，每日早、晚各按摩1次。

【功效】点按阳陵泉对高血压伴有脑卒中，表现为半身不遂、下肢麻木者，有辅助治疗的效果。

推太白

【取穴】在足内侧缘，当足大趾本节（第一跖趾关节）后下方赤白肉际凹陷处。

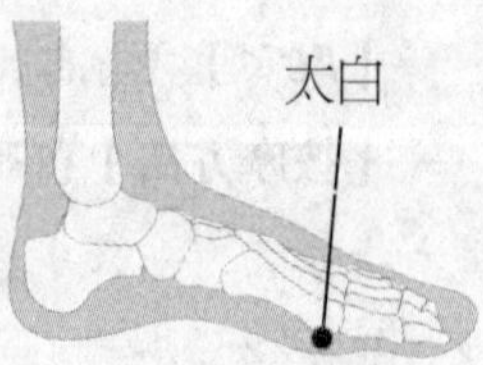

【按摩方法】用一只手的大鱼际在足内侧从后往前推，每次推50下，每日2次。

【功效】此穴为足太阴脾经的输穴、原穴。

刺激此穴有健脾利湿的功效，对高血压伴有水肿者有一定效果，另外，对高血压患者经常出现的腹胀也有改善作用。

推太冲

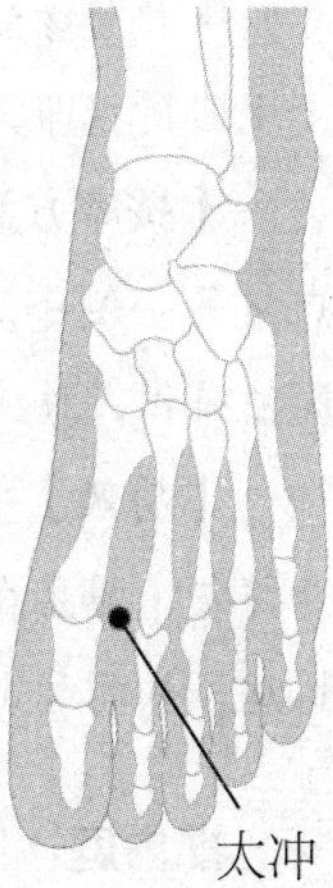

【取穴】太冲是足厥阴肝经的原穴。太冲穴在足背侧，第一、第二跖骨结合部之间的凹陷处。以手指沿足大趾、二趾夹缝向上移压，压至能感觉到动脉搏动，即是太冲穴。

【按摩方法】用一只手的大鱼际沿着脚背足大趾、二趾夹缝从上往下推，力度稍微重一些，每次推3分钟，每日2次。

【功效】推太冲能泻肝火、平肝阳，对治疗高血压及高血压伴有的脑血管病、青光眼、面神经麻痹、头痛、眩晕等均有较好的疗效。

搓涌泉

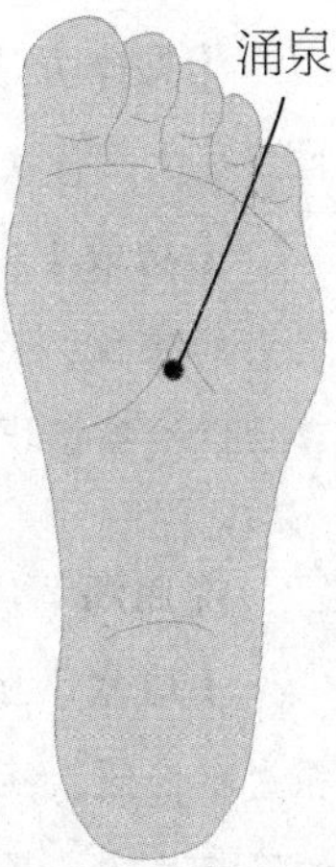

【取穴】涌泉穴是足少阴肾经的首穴，位于脚底前部凹陷处，第二、第三趾趾缝纹头端与足跟连线的前三分之一处。蜷足时凹陷处即是。

【按摩方法】用一只手的大鱼际部位搓对侧足底的涌泉穴，每次3分钟，之后换手同法操作另一侧，每日2次。

【功效】我国现存最早的医学著作《黄帝内经》中说："肾出于涌泉，涌泉者足心也。"意思是说：肾经之气犹如源泉之水，来源于足下，涌出灌溉周身四肢各处。人类的足底部含有丰富的末梢神经网，以及毛细血管、毛细淋巴管等器官，它与人体各个系统、组织、器官有着密切的联系。通过对涌泉穴的推搓可以加强它们之间的相互联系，有效地改善局部毛细血管、毛细淋巴管的通透性及节律性运动，从而改善血液循环，调整血压。

按悬钟

【取穴】悬钟穴位于足少阳胆经上，是人体八会穴之一。悬钟穴位于小腿外侧，足外踝高点上3寸，腓骨前缘处。患者用自己的手指从外踝高点向上比四横指即是。

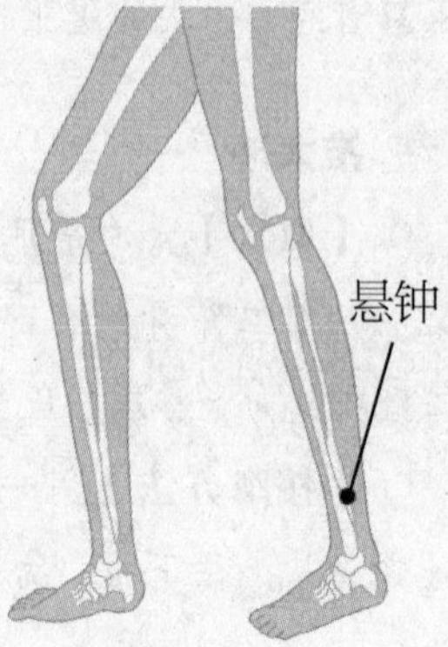

【按摩方法】用一手的拇指以逆时针方向旋转点按另一侧小腿的悬钟穴，每次5分钟，之后换手同法操作，每天坚持可收到较好的效果。

【功效】中医理论认为，全身髓之精气会聚于悬钟穴。髓生血，刺激这个穴位能疏通经络、顺畅血运，从而稳定血压。

推内庭

【取穴】位于足背，当第二、第三趾之间，趾蹼缘后方赤白肉际处。

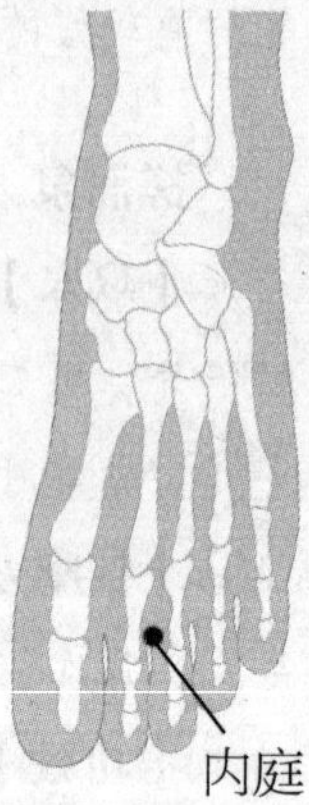

【按摩方法】用一手的拇指从一侧足背开始，一直向下推到足尖，每次5分钟，之后换手操作，每日2次。

【功效】内庭穴是足阳明胃经的荥穴，荥穴是专门治疗上火的穴位，对高血压伴有胃火，表现为心烦、牙龈出血、容易饥饿等症状者有较好效果。

揉血海

【取穴】血海穴为足太阴脾经穴位。患者屈膝，在大腿内侧，膝盖骨内侧端上2寸，当股四头肌内侧头的隆起处。

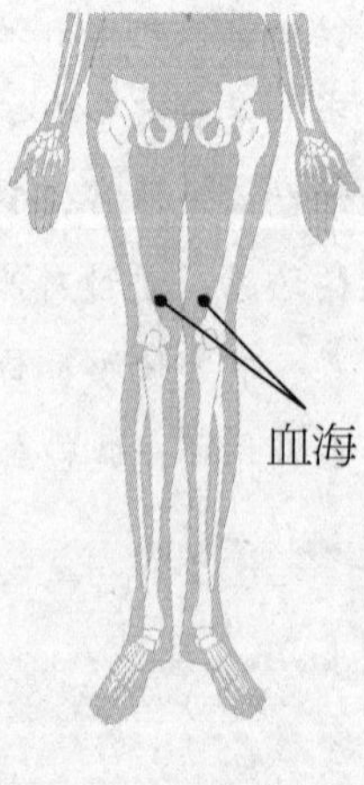

【按摩方法】用一手拇指点揉对侧血海穴，力度以感觉酸麻重胀为宜，每次3分钟，之后换手点揉另一侧。每天上午9~11点刺激效果最好，因为这个时段

是脾经经气最旺的时段，所起的效果最好。

【功效】刺激血海穴可以促进血液的生成和运行，对高血压以及动脉粥样硬化均有缓解作用。

点三阴交

【取穴】三阴交穴在小腿内侧，当足内踝尖上3寸，胫骨内侧缘后方。

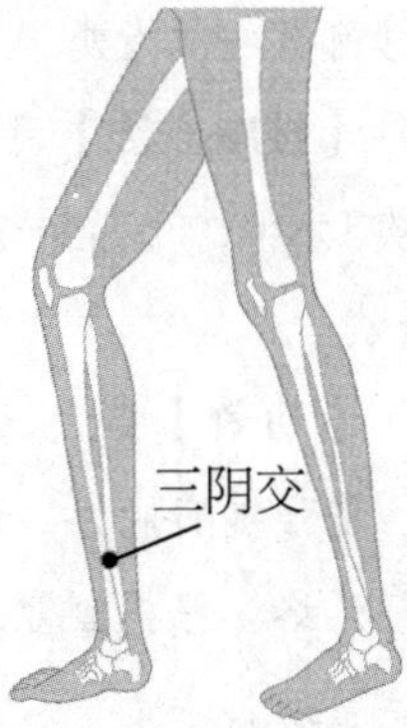

【按摩方法】用一手拇指点揉对侧三阴交穴，力度以感觉酸麻重胀为宜，每次3分钟，之后换手点揉另一侧。每次3分钟，每日2次。

【功效】三阴交穴为肝、脾、肾三条经脉交会处，经常按揉此穴对肝、脾、肾有保健作用，并且可以调节气血的运行，对控制高血压及其并发症有一定辅助治疗效果。

捏太溪

【取穴】在足内侧，内踝后方，当内踝尖与跟腱之间的凹陷处。

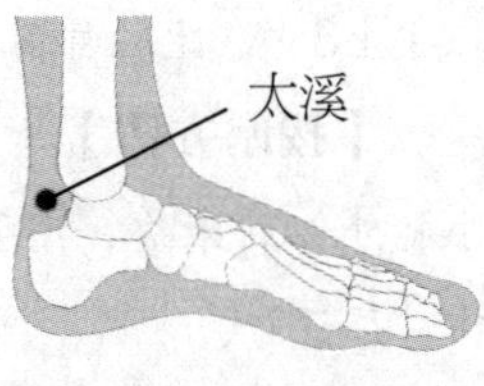

【按摩方法】用双手拇指和食指同时捏住足跟腱之间的凹陷，以点按的形式刺激3分钟，每日1次。

【功效】太溪穴属于足少阴肾经穴位，是足少阴肾经的输穴。点按此处可以有效延缓高血压性肾病的发生。

按昆仑

【取穴】在足外侧，外踝后方，当外踝尖与跟腱之间的凹陷处，与太溪正好相对。

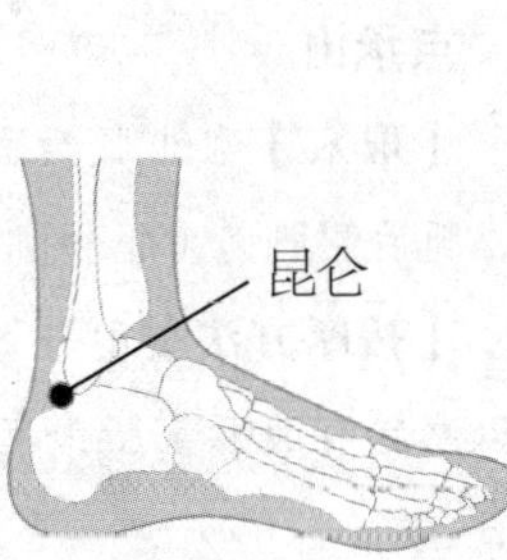

【按摩方法】用双手拇指和食指同时捏住足跟腱之间的凹陷，以点按的形式刺激3分钟，

每日1次。

【功效】促进血液循环，预防高血压并发的血管疾病。

揉足三里

【取穴】足三里是足阳明胃经穴位，在小腿前外侧，当外膝眼下3寸，距胫骨前缘一横指处。

【按摩方法】用一只手的拇指以转圈的形式揉同侧小腿部位的足三里穴，每次3分钟，之后换手揉另一侧。每日早晚各1次。

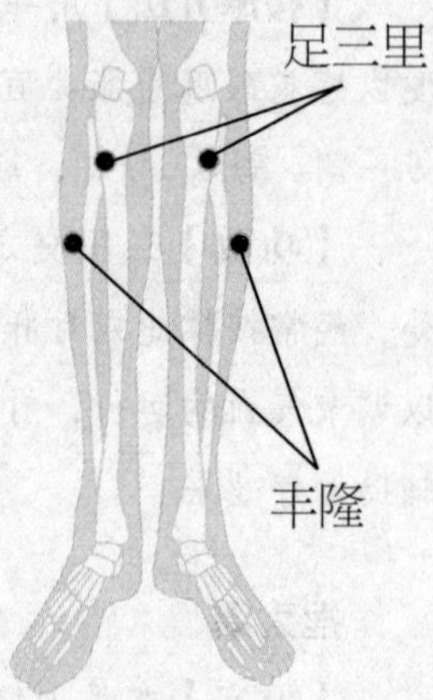

【功效】揉足三里穴可调节人体免疫力、增强抗病能力、调理脾胃、补中益气、通经活络、保护血管，对高血压患者保健有一定帮助。

按丰隆

【取穴】丰隆穴在小腿前外侧，当外踝尖上8寸，距胫骨前缘二横指处。

【按摩方法】患者坐于床边，将一侧小腿外伸到床边，用同侧手的拇指用力点按丰隆穴，每次5分钟，之后换手操作，每日2次。

【功效】丰隆穴是足阳明胃经的络穴。刺激此穴有和胃气、化痰湿、清神志的功效，对高血压伴有高脂血症者有辅助疗效。

点承山

【取穴】在小腿后面正中，当伸直小腿或足跟上提时，腿后侧肌肉（腓肠肌）浮起的尾端凹陷处即是该穴。

【按摩方法】用一侧手点按同侧小腿的承山穴，力度以感觉有酸麻重胀为宜，每次3分钟，之后换手操作，每日1次。

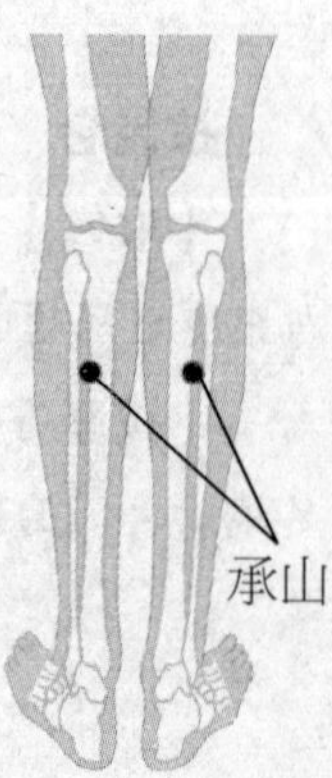

【**功效**】此穴属于足太阳膀胱经穴位，点按此穴对高血压经常小腿抽筋者有缓解作用。

揉梁丘

【**取穴**】梁丘穴在大腿前面，屈膝，当髂前上棘与髌底外侧端的连线上，髌底上2寸。

【**按摩方法**】用对侧手的拇指用力点揉梁丘穴，每次3分钟，之后换手操作，每日2次。

【**功效**】此穴为足阳明胃经的郄穴，刺激此穴可消食积、清胃火，对高血压经常大便干结者有较好效果。

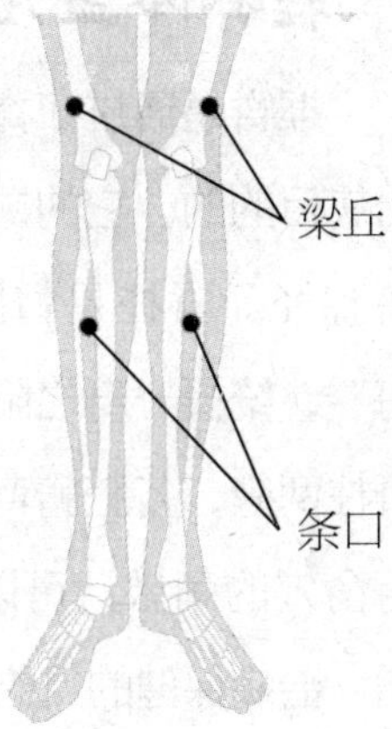

揉条口

【**取穴**】在小腿前外侧，当犊鼻（正坐屈膝位，髌骨下方，髌韧带外侧凹陷处）下8寸，距胫骨前缘一横指（中指）。

【**按摩方法**】用一侧手的拇指用力点揉另一侧的条口穴，每次3分钟，之后换手操作，每日2次。

【**功效**】条口穴是足阳明胃经穴位，具有舒筋活络、理气和中的功效，对高血压伴有腰膝酸痛、两腿无力、转筋者有较好的改善作用。

其他按摩方法

捏脊降血压

捏脊是通过在脊柱部位连续地夹起肌肤，边捏边向前推进来达到防病治病目的的。它的操作部位是脊背部，所涉及的经络主要有督脉和足太阳膀胱经。脊柱是督脉循行部位。督脉与六阳经有联系，称为“阳经之海”，统摄一身之阳，全身阳气的运行无不与之有关。足太阳膀胱经行于脊柱两旁，各脏腑背俞穴均在背部膀胱经上。捏脊疗法通过对督脉及五脏背俞穴的刺激，可以达到调整阴阳、调和气血、恢复脏腑功能、增强体质、治病保健的目的。

操作方法：请家人用两手食指和拇指沿患者脊柱两旁，用力把皮肤捏起来，边捏边向前推进，由尾骶腰部起向大椎（第七颈椎下）进行，重复3~5遍。注意手法要轻柔，两手用力要均匀，不要捏得太快。

熨目降血压

祖国传统医学中的“熨目”，不仅对缓解视疲劳，保护视力有益，还能养肝护肝，起到降血压的作用。

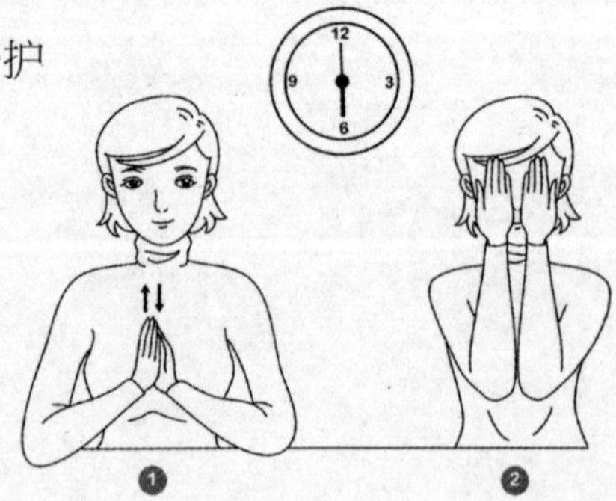

中医名著《诸病源候论》里记载：“鸡鸣，以两手相摩令热，以熨目、三行，以指抑目。左右有神光、令目明、不病痛。”意思

是说，当黎明来临之时，用双手掌面相对摩擦，待手搓热后，将手掌放于两眼之上。熨目2～3分钟后将双手再次搓热，再放于眼上。这样反复做几次后，再用食指、中指、无名指轻轻按压眼球，稍停片刻。经常熨目可以缓解眼睛疲劳，使两眼明亮、炯炯有神，且能延缓和预防高血压并发的眼部疾病。另外，由于肝开窍于目，足厥阴肝经也经过眼睛，所以通过熨目能刺激足厥阴肝经气血的运行，从而起到养肝护肝、明目降压的作用。

中药泡脚按摩有助降血压

脚是人体经脉会聚处之一，人体十二条正经中有足三阳经终止于足，足三阴经起始于足，分布于脚部的穴位多达60多个，利用一些具有辅助降压作用的中草药来泡脚，可以刺激脚部的这些穴位，调节经络、疏通气血、调整脏腑功能，从而起到降低血压及延缓高血压并发症的作用。

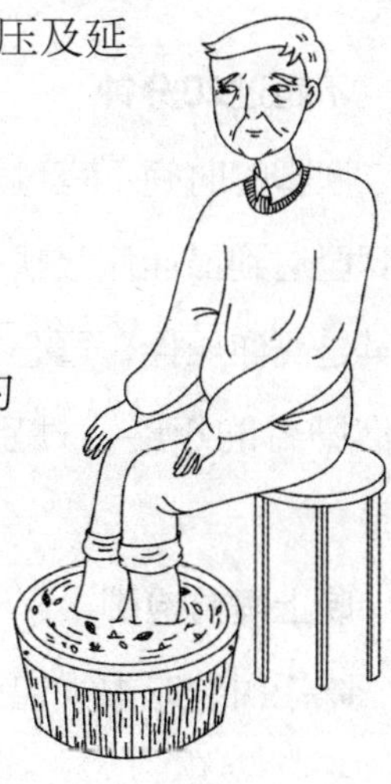

泡脚的注意事项

泡脚要注意容器的选择、时间的把握、泡脚的方式以及药水的挑选等。

木桶最适宜

目前市场上有各种各样的按摩泡脚盆，比较深的木桶，深度以能达到小腿肌肉处为佳。

选择木盆泡脚有两个好处，一是木盆不像塑料盆和铁盆一样散热快，相对散热慢，比较容易保温；二是木盆相对来说比塑料等材质的盆天然，不会像塑料盆那样，因为水温过高而释放出有害物质，对人体而言十分有益处。要是没有木桶，也可以用普通的洗脚盆来代替，但最好不要选用塑料材质的，用搪瓷盆或不锈钢盆都可以。

泡前煎中药

用中药泡脚前，一定要先将药材加水，常法煮沸2次，取2次药汁混合，然后兑入一些凉水，在水温达到38℃左右时即可泡脚。也可在水烫的时候先用蒸汽熏蒸双足，待不烫时再泡脚。为节约使用，每次所用的中药在冬季可以连用两天，第二天再加水煎煮即可。

水温而不烫

最佳的泡脚水是“温而不烫”，温度以38℃左右为宜。在泡的同时若感觉水凉了就要及时添加热水，最好保持恒温状态。是需要注意，高血压患者不能用太烫的水泡脚，否则，很容易使得血液过多涌到下肢，脑部的血液供应就会相对不足，这样会导致高血压患者出现眩晕甚至晕倒的危险。

不超过20分钟

泡脚的时间不宜过长，应该控制在20分钟以内。额头微微出汗即代表泡脚已达到最佳疗效状态，切忌泡到大汗淋漓，这样反而会使血压升高，尤其是高血压伴有冠心病的患者，容易导致其胸闷。每次具体时间还需根据泡脚者的年龄、性别、疾病情况等及泡脚后自己的切身感受来逐渐调整。

晚上睡前泡脚

吃饭时、吃得太饱或是过饥饿的时候都不宜泡脚，因为泡脚会加快全身血液循环，容易引发头晕不适。另外，饭后30分钟内也不宜泡脚，这样会使大量血液涌到脚部，胃部的血液供给相对减少，不利于消化吸收，严重的会造成消化不良。那何时为最佳泡脚时间呢？俗话说“饭后三百步，睡前一盆汤”“睡前洗脚，胜吃补药”，因此，最佳泡脚时间为入睡前，一来暖身，二来利于消除疲劳、帮助睡眠。

泡脚后按摩

泡脚后最好能及时对脚底部进行按摩。因为脚底有60多个穴位，刺激这些穴位，有利于经络的疏通、气血的通畅以及脏腑的协调。一般大家熟知的是涌泉穴，此穴具有强肾助眠、延年益寿的功效，还可以提高人体的免疫力，有助于高血压患者增强体质。即使不知道脚上有哪些穴位也不要紧，可以用双手相互搓热后，从脚踝按揉或者推搓，一直到脚背、脚底，整个脚都按摩到，效果也是一样的。

泡脚的中药处方

处方一：

桑叶、桑枝各20克，茺蔚子15克。上药加水2000毫升煎煮，去渣取汁，先熏后温洗双足，每日1次，1剂可用2～3次，10日为1疗程。本方具有利尿降压的功效，适用于高血压引起的头痛、目赤等症。

处方二：

桑寄生、怀牛膝、茺蔚子、桑叶、菊花各10克，钩藤30克。上药煎煮2次取药液，倒入盆中，先熏后温洗双足，每日1次，1剂可用2～3次，7日为1疗程，连续4个疗程，血压稳定后可改为2～3日泡脚1次。此方具有平肝阳、益肝阴、降血压的功效，适宜手脚心热、烦躁、头晕的高血压患者。

处方三：

钩藤20克，桑叶15克，菊花20克，夏枯草30克。以上药加水煎煮2次后取药汁，先熏脚后温洗双足，每日1次，1剂可用2～3次，10日为1疗程。本方具有平肝潜阳、清热安神的功效，非常适宜爱发脾气、脸红、烦躁、头痛的高血压患者。

处方四：

桑叶、桑枝各30克，芹菜50克。以上药物煎煮取液，先熏足后浸足，每日1次，1剂可用2～3次，10天为1疗程，适宜所用高血压患者。

处方五：

取夏枯草30克、钩藤20克、益母草30克，煎水泡洗双足。每日1次，适宜所用高血压患者。

图书在版编目（CIP）数据

图书在版编目（CIP）数据

运动+饮食+按摩自我调养高血压 / 高志雄主编. —北京：中国纺织出版社，2014.8（2024.5重印）

ISBN 978-7-5064-8841-9

Ⅰ.①运… Ⅱ.①高… Ⅲ.①高血压－防治 Ⅳ.①R544.1

中国版本图书馆CIP数据核字（2014）第088934号

本书参编人员（排名不分先后）

刘云丽　田沛文　王静军　向东东

于乐洋　吴　珍　尚秀萍　邓　亮

责任编辑：马丽平　　装帧设计：水长流文化

责任印制：储志伟

中国纺织出版社出版发行

地址：北京市朝阳区百子湾东里A407号楼　邮政编码：100124

销售电话：010－87155894　传真：010－87155801

http: //www.c-textilep. com

E-mail: faxing@c-textilep. com

官方微博 http: //weibo.com/2119887771

金世嘉元（唐山）印务有限公司印刷　各地新华书店经销

2014年8月第1版　2024年5月第3次印刷

开本：710×1000　1/16　印张：13

字数：190千字　定价：49.80元
